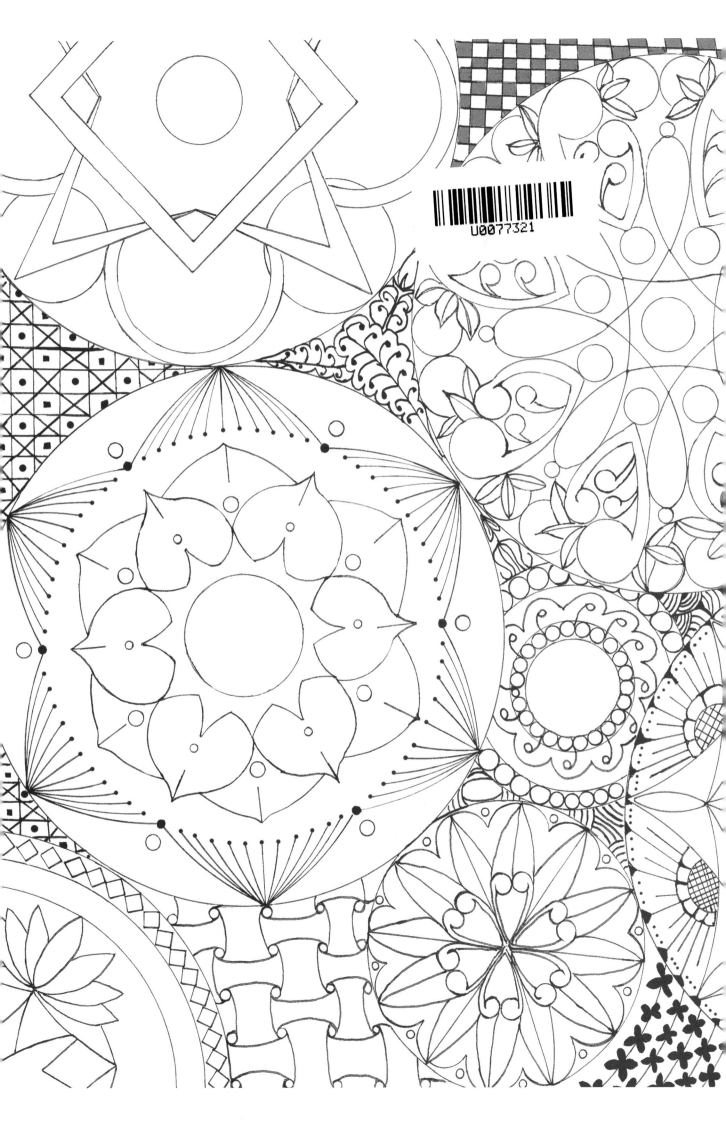

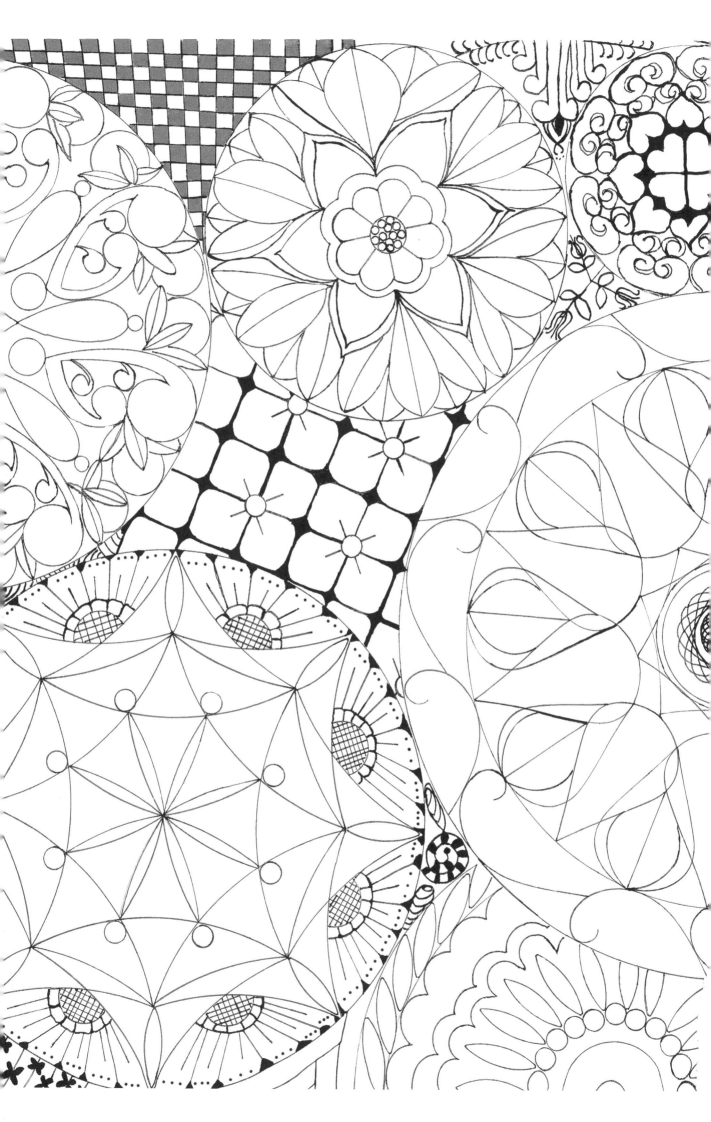

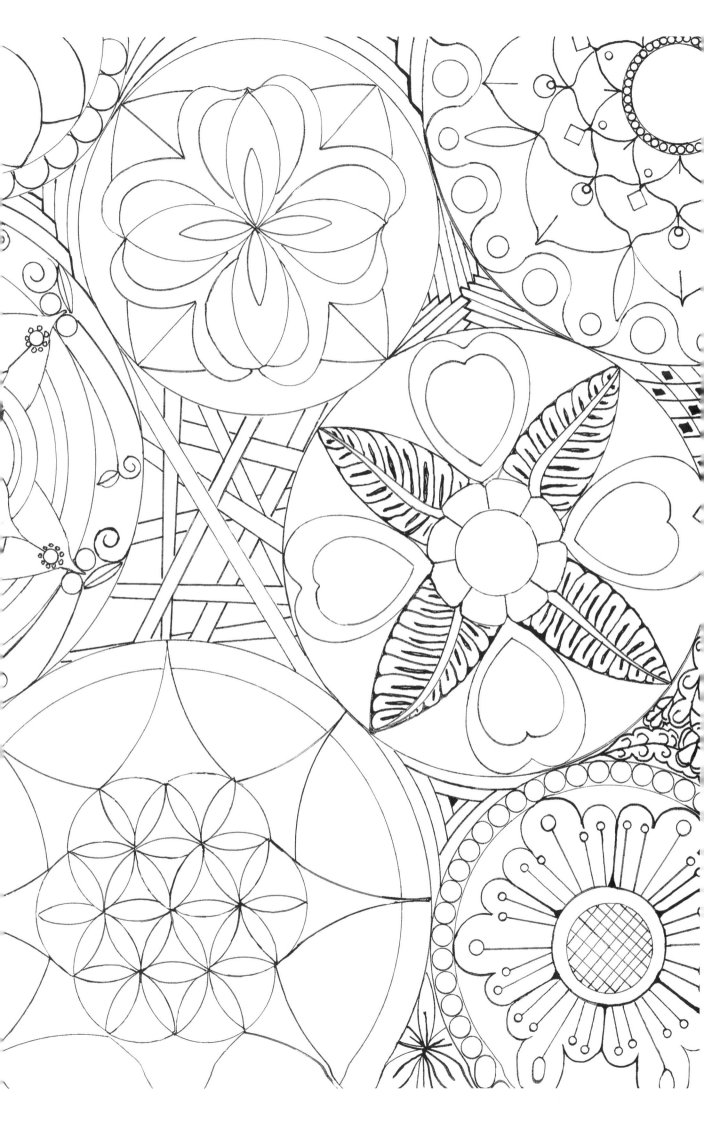

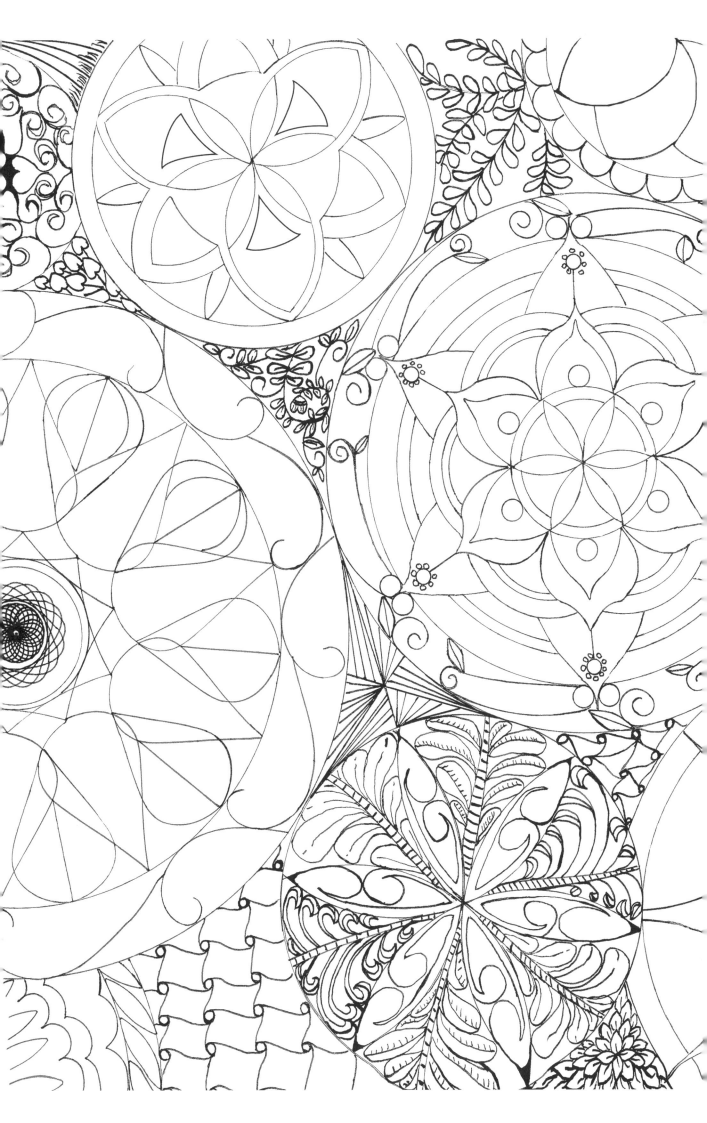

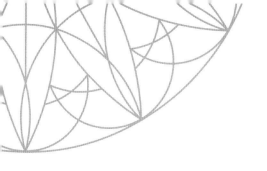

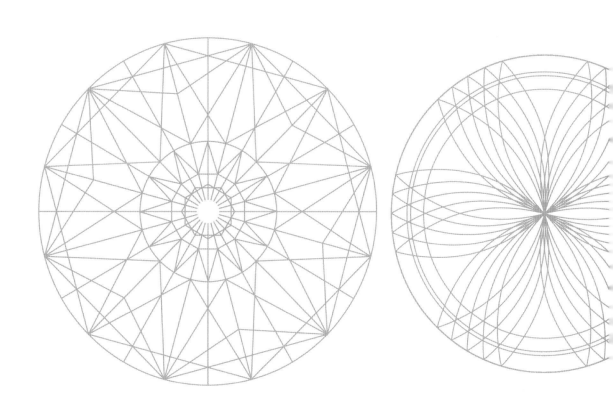

直覺式創意曼陀羅，探索自我與靜心舒壓

心靈彩繪

彩繪三分鐘，勝過玩樂三小時

繪製你的性格色彩
讓你平靜、安心

蔡雯玲、珈瑀/著

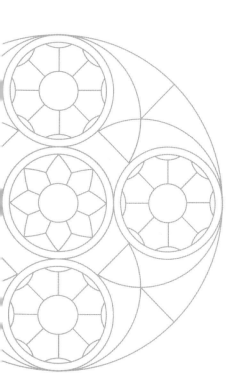

擁有這本著色畫冊的人是

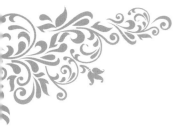

生命的本質就是圓

　　什麼是曼陀羅？曼陀羅是梵文「圓」亦即「中心」的意思。這個宇宙中心，自廣大的銀河系的運轉，到人體小宇宙中心（心臟）脈輪能量的運轉，都是恆常的一種"圓"的中心運動，例如太陽系圍繞著宇宙中心銀河系的運轉，以及我們所處的太陽系，藍色的地球圍繞著太陽公轉，地球的衛星月亮則是圍繞了地球公轉，這些行星規律的圍繞著中心運轉的能量，所形成的圓，即是更寬廣的曼陀羅意涵。

　　因此，在大自然界中，我們可見的西蕃花，蓮花，各種花朵的開花綻放型態皆是大自然曼陀羅的表徵。在人體的小宇宙能量脈輪中心，第七脈輪頂輪也是千瓣蓮花綻放開花的圖像。因此，我們比喻千瓣蓮花的綻放開花即是一種開悟的隱喻意涵。

　　西方心理學家榮格，將此圓與中心的概念與占星天宮圖做了一個非常有趣的內在心靈地圖的詮釋與解釋。而我在長達十五年解讀占星天宮圖命盤的臨床經驗中，也幫助了我在理解分析創作曼陀羅心靈繪圖作品的過程中，驗證了大小宇宙間的微妙同步性關聯，更進一步地實證了榮格心理占星家所說的宇宙間的"同時性"原理，皆能在每一張獨一無二的創作曼陀羅心靈繪圖中，找到與驗證這個同步性的真理。

　　自 2010 年開始創作曼陀羅心靈繪圖以及後來一邊創作一邊作分享教學的經驗裡，這一路上看見每一次的創作都是一次與內在自性源頭連結共同創造的創造力之火的啟發。在這樣經常與自性合一的創作過程裡，我逐漸接納了內在更深處的高我意識的引領，漸漸將過去多年所學的西方神祕學領域的占星，塔羅圖象，數字能量，靈魂色彩語言的療癒，統合成為自己實證出來的曼陀羅心靈繪圖療癒，而在這實作畫圖的過程裡，體悟到微妙的內在自發性的靈性啟發與吸引來眾多美好的生命機緣，這一切令我深深感受到高我與真我的愛，祂如此無條件地支持與回應我每一階段的內在呼喚，顯化我每一次心靈能量的產出以及體悟清晰的內在洞見。

　　有很長的一段時間，我維持著每天規律的創作曼陀羅心靈繪圖，爾後在規律的創作過程裡，看見自己的內在起伏，覺知到我在這創作的路途中，找到了最終的自性之光，清楚明白地知曉，我是誰，我為什麼來這裡，來地球上要做甚麼，明白我與萬物之間同為一體，明白

心靈力量的顯化是何等美妙有趣！我明白我是我自己生命的創造者。 感恩這一切存在引領的發生。也感謝在這創作曼陀羅心靈繪圖中沿途相遇的師生緣分，互相增益了彼此，也互相照見了彼此。

　　2011 年 6 月 27 日， 存在引領著一個機緣，在桃園南崁曼哈頓大樓地下商城裡，我的小小火鳳凰心靈繪圖工作坊門前，出現一位左顧右盼，看似猶豫不決的女孩 (珈瑀)，我召喚著這個女孩，「親愛的，要進來看看嗎？」這一呼喚的愛，讓她成了我的曼陀羅心靈繪圖的學員與個案，爾後，她在半年內創作了三百多幅的曼陀羅心靈繪圖，那段時間的她 (珈瑀)，每天每天與畫圖在一起生活，也創下了至今我分享曼陀羅心靈繪圖教學的眾多學員中，有史以來產出作品最多最豐富的一位學員個案。

　　2012 年，我開始想將曼陀羅心靈繪圖分析做傳承的教學分享，這是一個轉變階段的啟蒙，我開始邀請有意進階成為師資的學員，來作進階的學習。珈瑀在這一階段中，也自然地成了我的培訓種子老師。爾後，因為我個人的因素與機緣，搬遷至台中，進入一家美容 SPA 公司，擔任身心靈教學講師的工作，自此便與桃園南崁地區的學員們分別回歸自己的道路，各自轉進各自生命旅程的另一階段。直到 2014 年底，珈瑀再度和我，在台中火鳳凰身心靈工作坊相逢，熱絡相見歡的彼此問候之後，我們開始討論當年我曾向學員許下的企劃承諾：(和學員一起合作出版相關曼陀羅心靈繪圖的彩繪本)，而今終於有了付諸實踐開花結果的顯化力量，不論是內在與外在，我們已經都準備好了。

　　最後，我要在此感謝當年在桃園南崁教導的直覺式創意曼陀羅首席種子老師張慕筠，和我一起共同開發與整合這套直覺式創意曼陀羅繪圖療癒的教導。另外還有一位帶給我更多創意啟發的種子老師謝慧玲，陪伴我更深入體悟直覺式創意曼陀羅繪圖的精妙與經驗整合。最後還有一位充滿愛心的護理長許晴雯 Amira Prem 種子老師，感謝她發自內在的信任，信任這創作的過程和我一起完成我們共同的直覺式創意曼陀羅繪圖的療癒。謝謝所有願意給自己機會，運用直覺式創意曼陀羅為工具，願意向內在探索的所有學員們，謝謝你們，一起互相照見彼此，增益彼此，感恩，我愛你們。

蔡愛玲

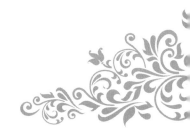

探索自己的曼陀羅

在初接觸畫曼陀羅畫時，除了和大部份的繪畫素人一樣有著不會畫圖的反應外，我還多了一些質疑；為了說服自己畫曼陀羅畫是有根據的心靈舒壓，甚至是自我探索與療癒的方法，我開始在網路上搜尋和曼陀羅有關的資料與書籍，尤其是榮格的著作，以及意外的發現在歐美、南美等地也有著不少的曼陀羅彩繪的舒壓心靈課程與藝術家。

榮格除了在他的自傳中提到他自己在戰爭服役時，每天畫一幅曼陀羅畫來記錄自己的生活外，在其它的著作中 (如：金花的秘密、人及其象徵…等) 解釋了曼陀畫的意義，更在其論文集第五卷中的第六部分中也介紹了約五十餘幅曼陀羅圖的個案研究。這些著作確確實實地加強了我對畫曼陀羅畫的意願與行動。

在 2011 年仲夏開始畫曼陀羅彩繪時，我畫不出規律、對稱的曼陀羅原形，我也無法彩繪別人已經創作成型的曼陀羅。我只能隨著心情恣意的塗鴉，愛玲老師告訴我說這是一個必經的過程，並鼓勵我想畫什麼就畫什麼，無須顧慮。於是我把畫曼陀羅圖當成心情日記，隨時想到什麼就畫什麼，沒有美醜、沒有筆觸、沒有技巧，就是畫圖。愛玲老師總是稱讚我是她最認真的畫圖學生之一，其實不然，對那時把自己獨自關在黑暗的房間中的我而言，只有畫圖時，混亂、不安、痛苦的我才會平靜的感覺到我是活著的。我常借用迪卡兒的名言，自嘲自己是：我畫故我在。

2013 年開年時，沒來由的，我突然依賴起尺規、喜歡對稱工整，跟著心中浮現了想為自己畫一本未經彩繪的曼陀羅圖，畫滿一本畫冊後，再重新看看自己想彩繪哪一張，再重畫一張讓自己上色。我曾經在心中偷偷地想過有一天能把它分享給其他人彩繪，但真的是在心中偷偷地想著。

生命中的奇蹟並不應該只有突來的財富與成就、名聲、或是死裡逃生，應該還要包括上天賜予我長年的生命低潮與憂鬱症，所以我才會遇到愛玲老師指引我走到曼陀羅畫這個世界。

除了謝謝愛玲老師不斷地鼓勵我、謝謝出版社給我這個意想不到的機會外，請容我在此對已在西方極樂世界的乾媽說出放在心中許久的抱歉：石媽媽，對不起，在您臨終前我走

不出我心中的黑牢與恐懼，沒有去醫院探望您，謝謝您、我愛您。還有，我更要感謝我的父母，默默的忍受著中年的我任性的放逐自己在沒有家人、朋友、社會、職場與人群的世界裡四年，默默的相信我，讓我自己一點一點地接受自己的不完美與軟弱、一點一點地重新再認識自己、再一小步一小步走出自己囚禁自己的黑牢。

最後，想和有緣見到此書的朋友分享的是：我們不需要很會畫畫，也不需要畫的很美，只要我們願意給自己一個探索自己的機會。

珈瑀

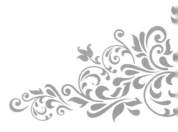

chapter 01

彩繪曼陀羅

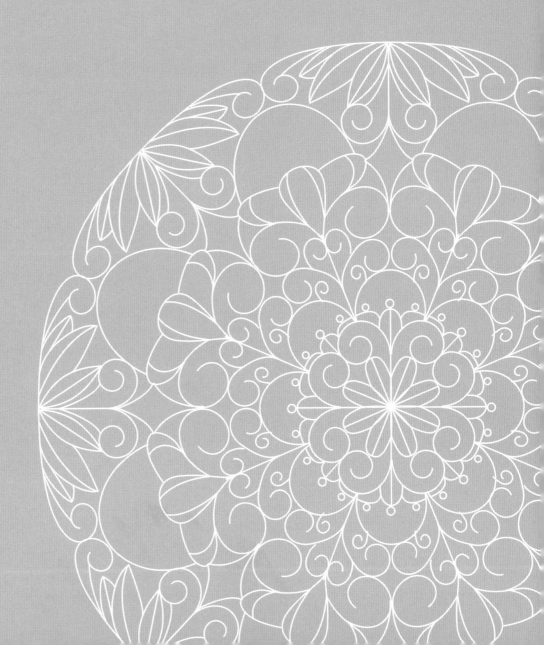

彩繪方式小說明

·請先選擇一個圖形。
·將你的左手放在圖形的上方。
·深呼吸，閉上雙眼，想像你要畫的那張圖該是什麼樣子。
·睜開眼睛，用直覺選用你想用的畫具。
·開始彩繪吧！

·直到你覺得已經完成了你選的圖，才停筆。
·別忘了為這張圖取個名字，簽上大名和完成的時間。
·請在空白處寫下你創作圖過程裡的內在對話聲音。
·將當時浮現的任何情緒、字眼、感受、心得，都逐一記錄下來。

願你能在慌亂的生活中，找到自我！

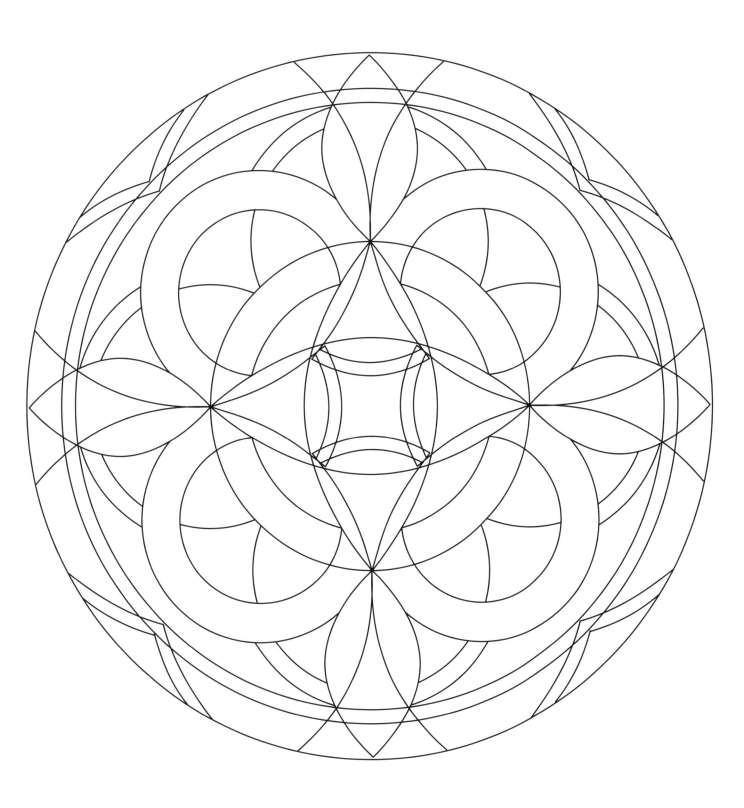

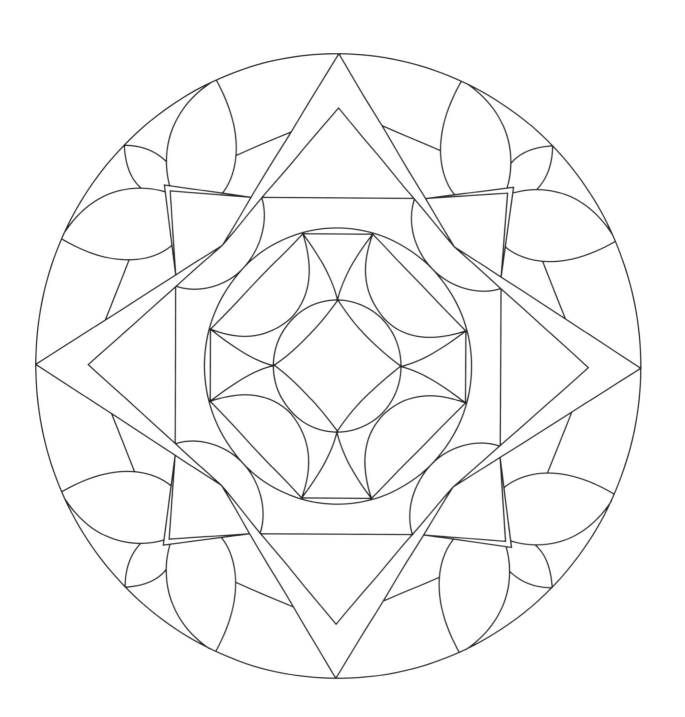

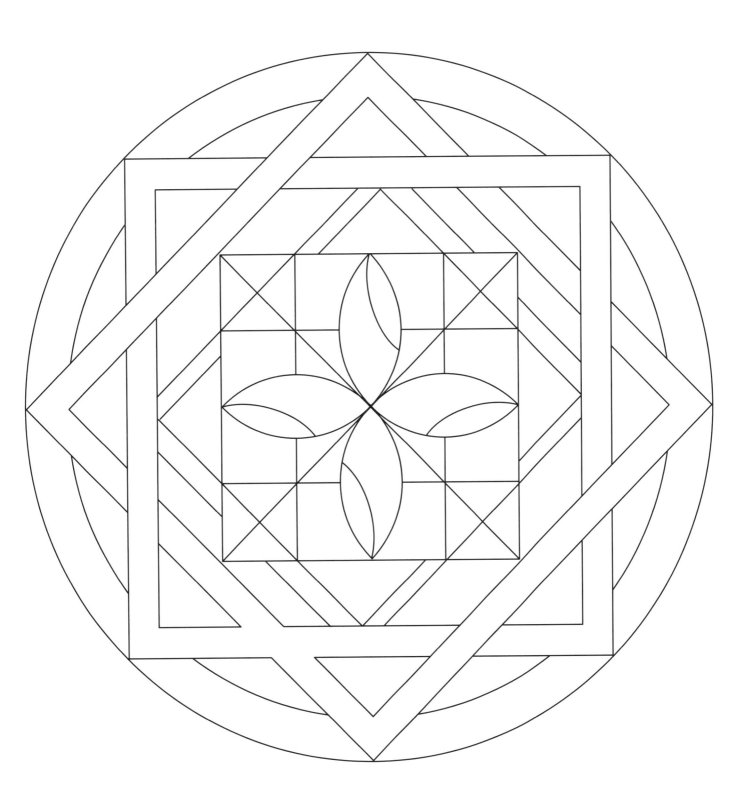

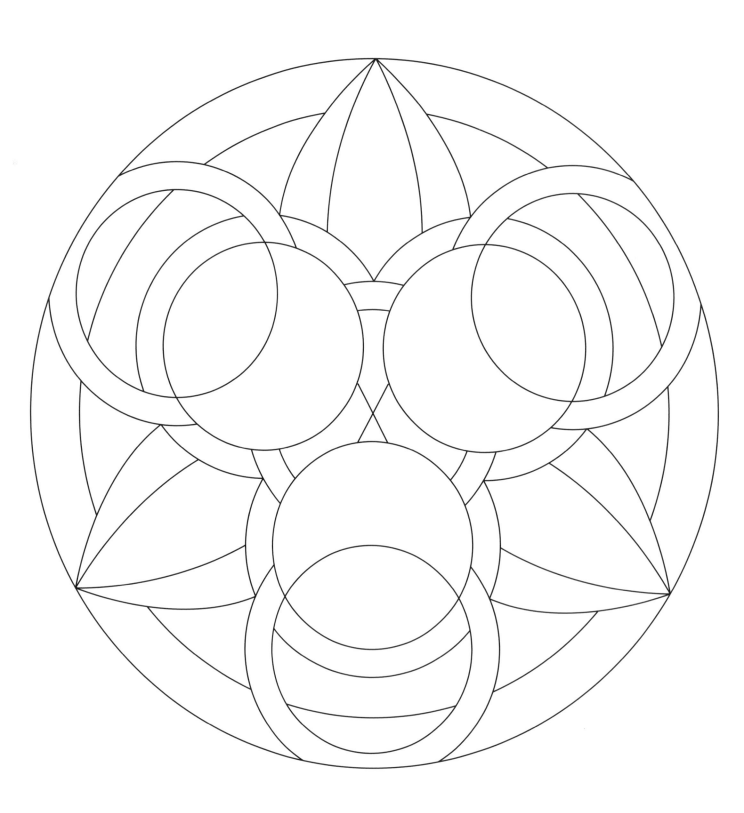

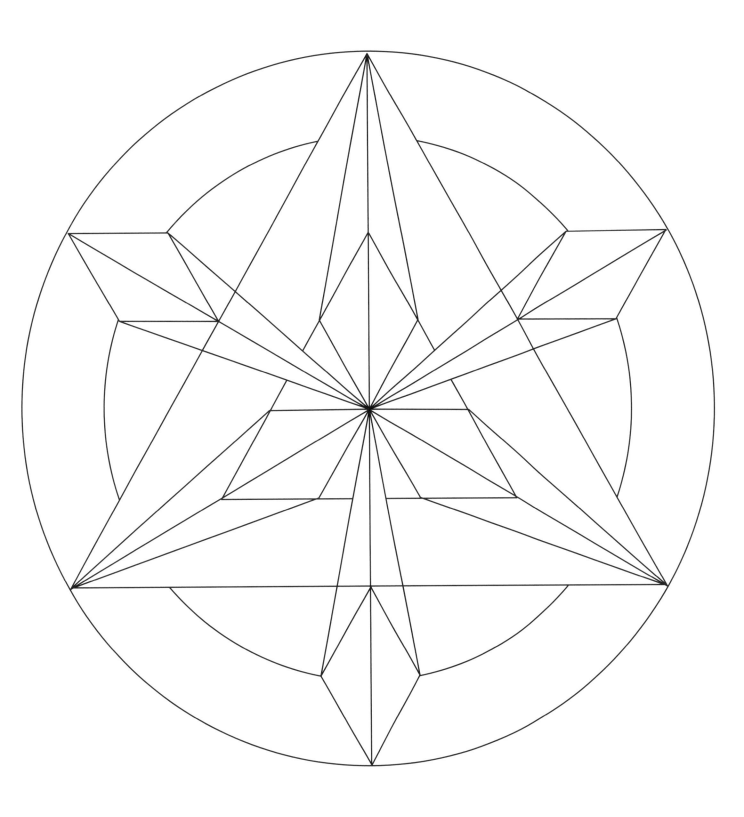

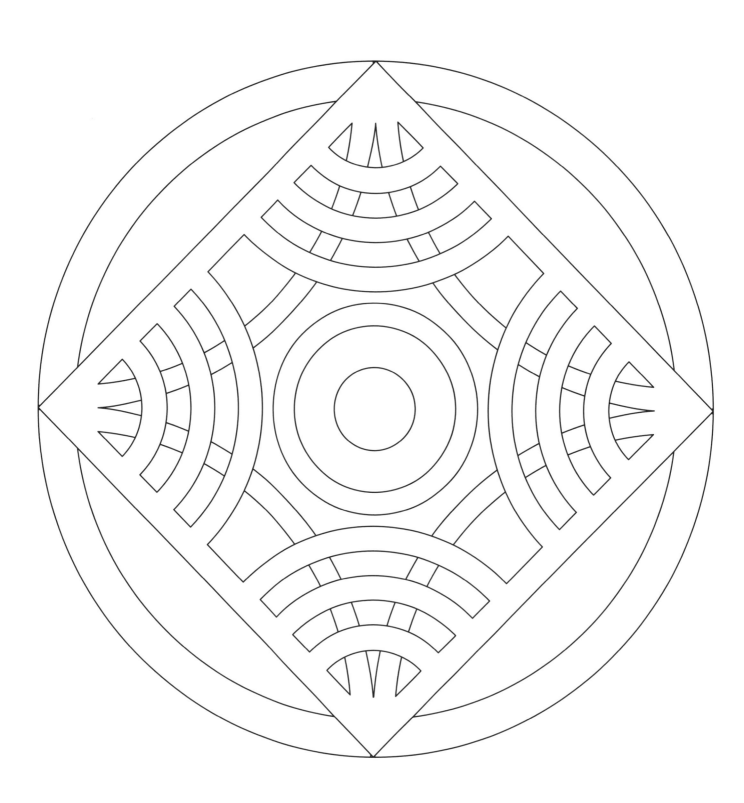

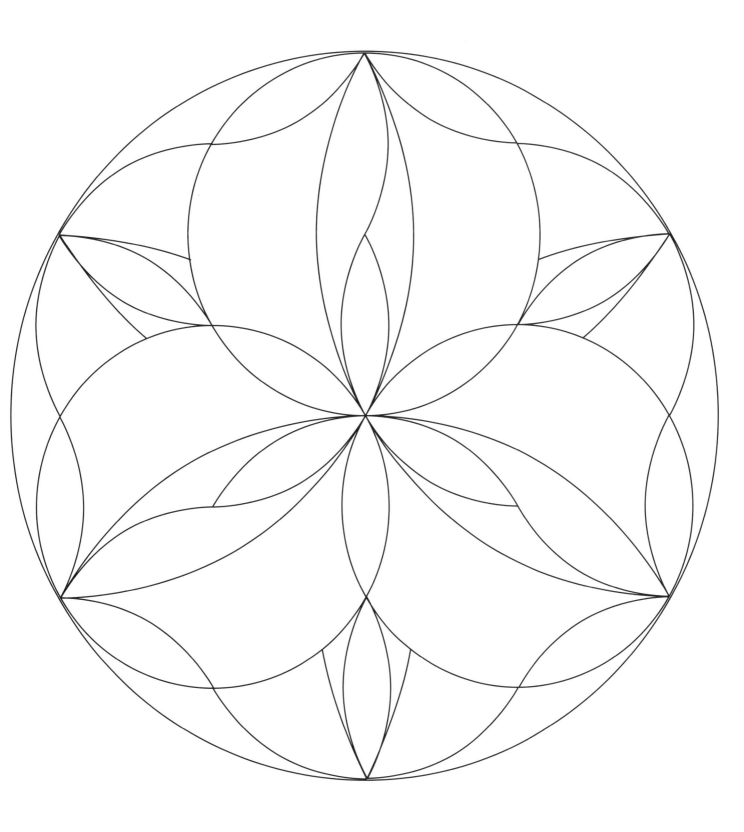

17

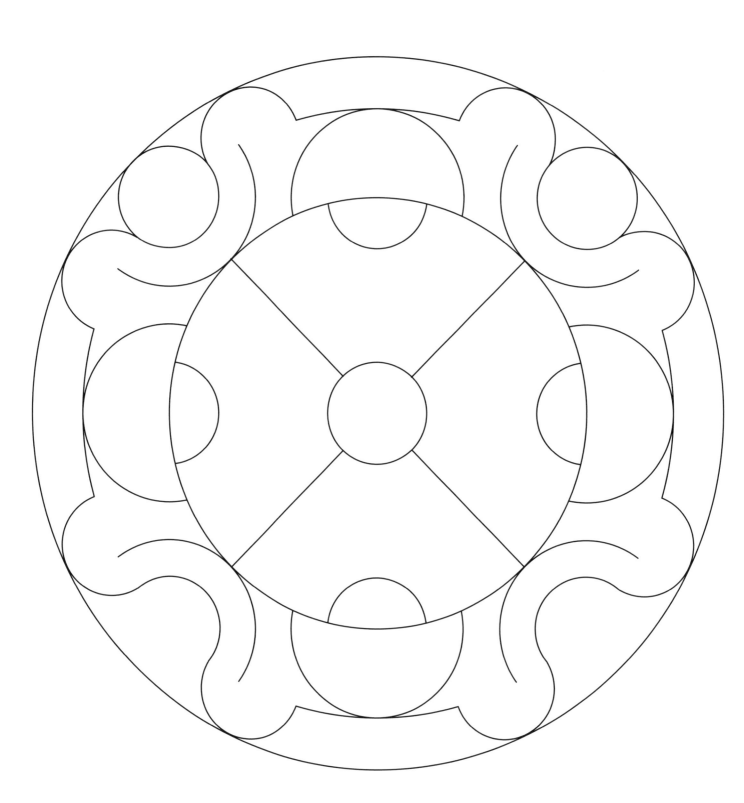

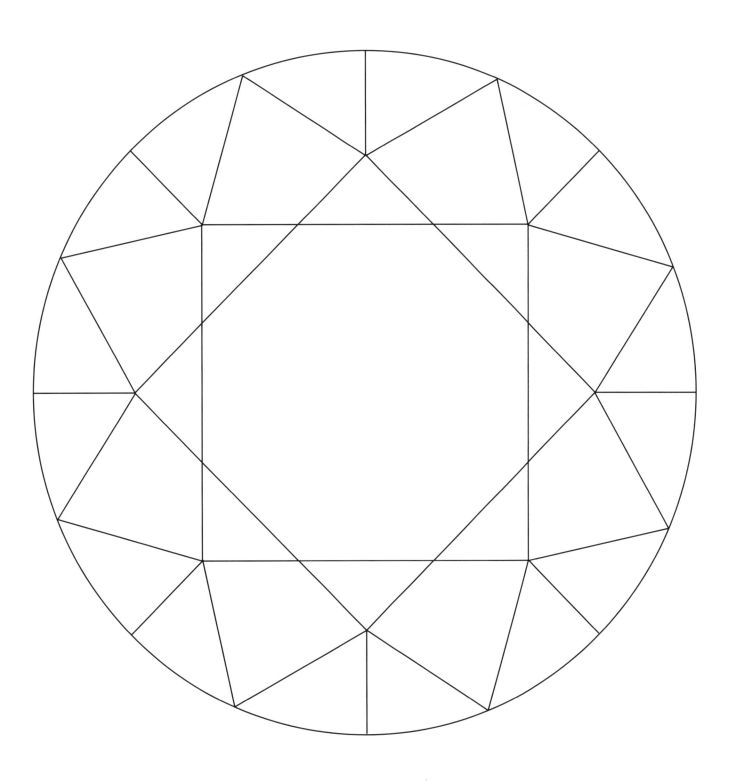

19

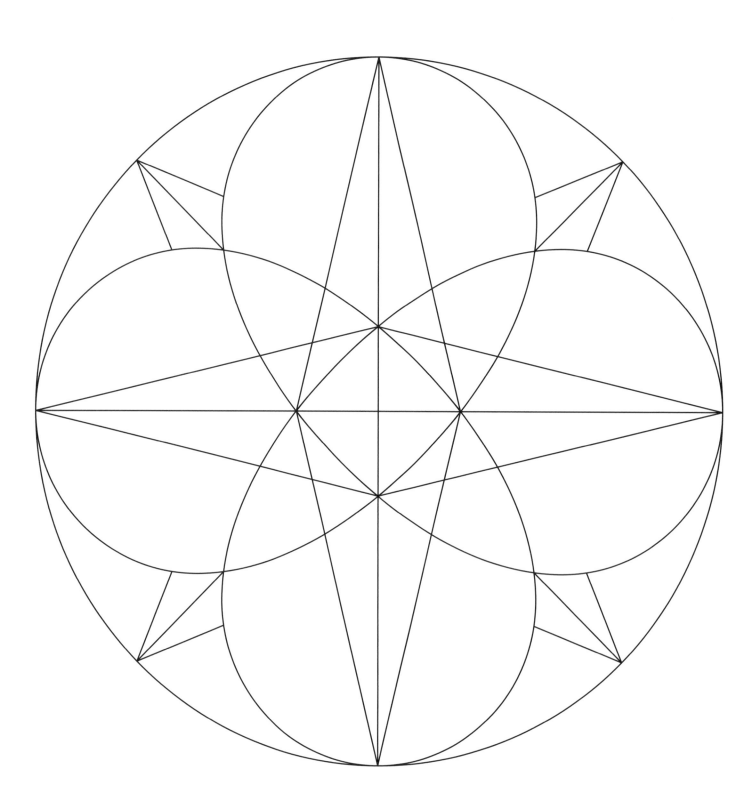

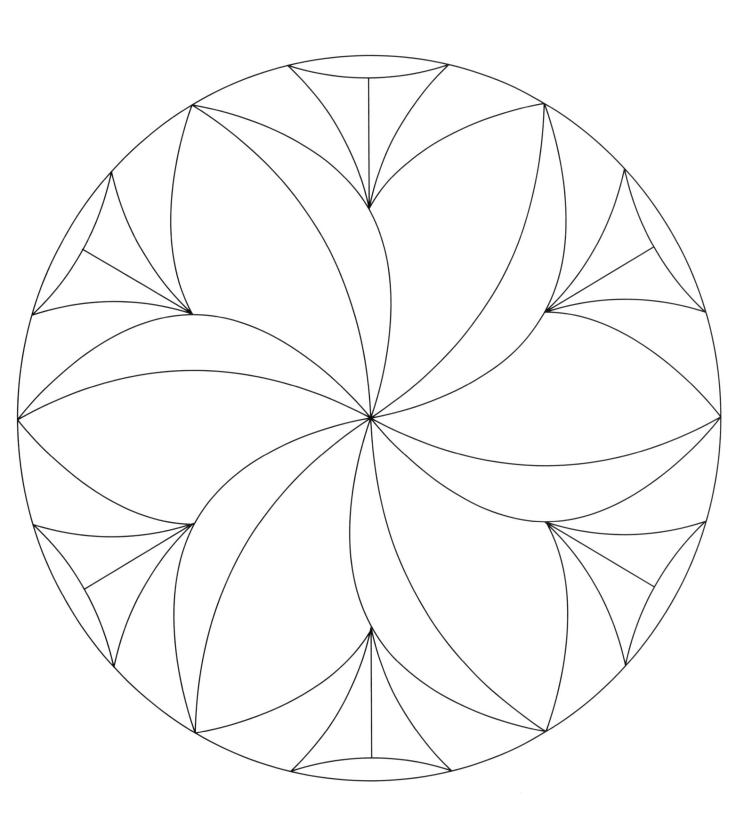

21

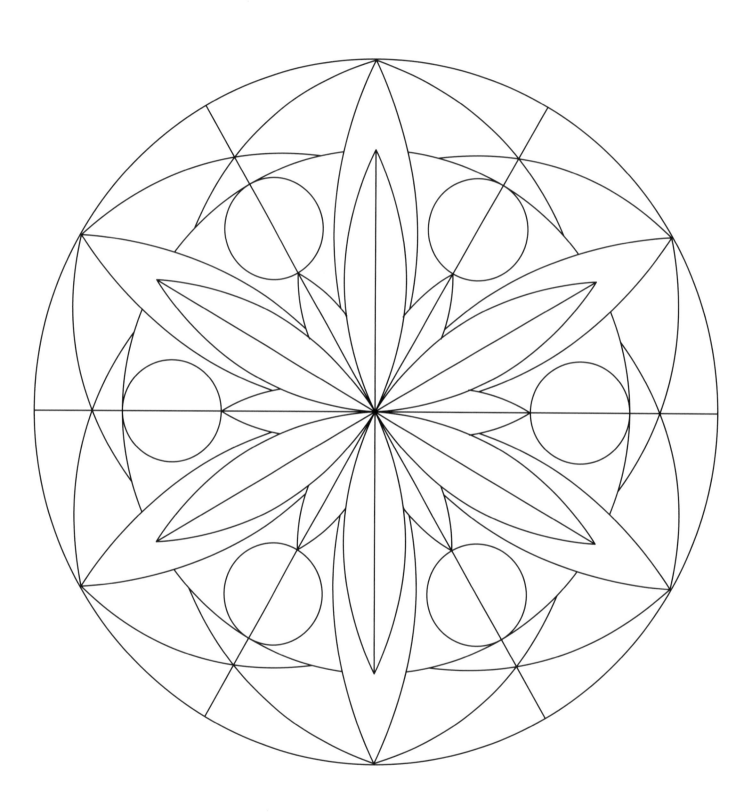

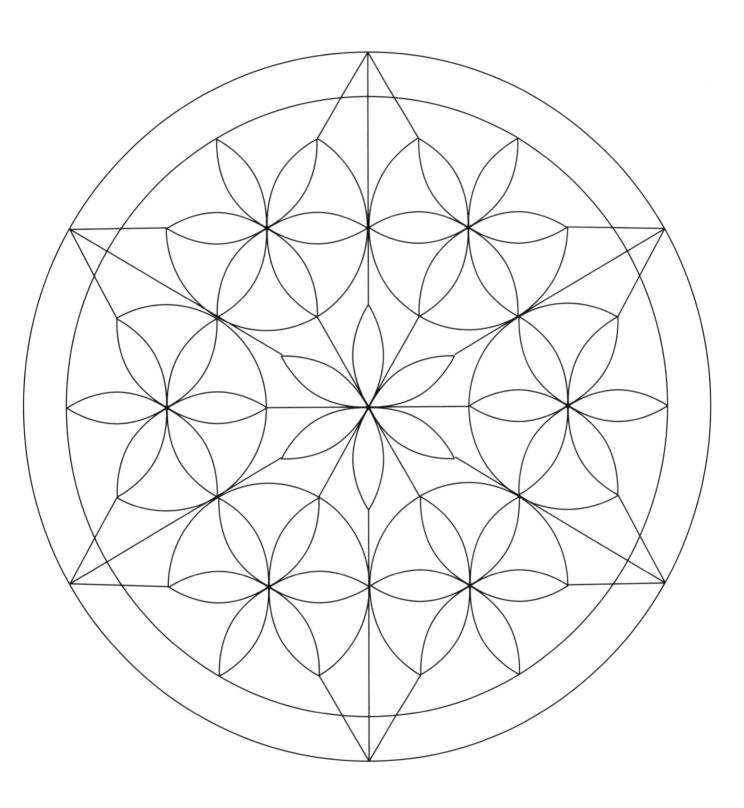

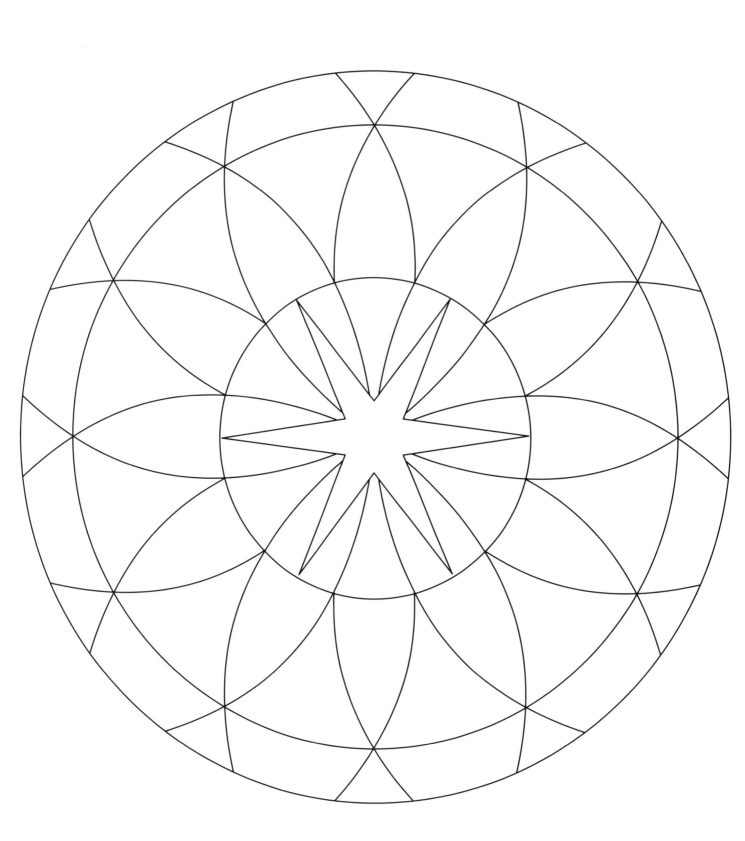

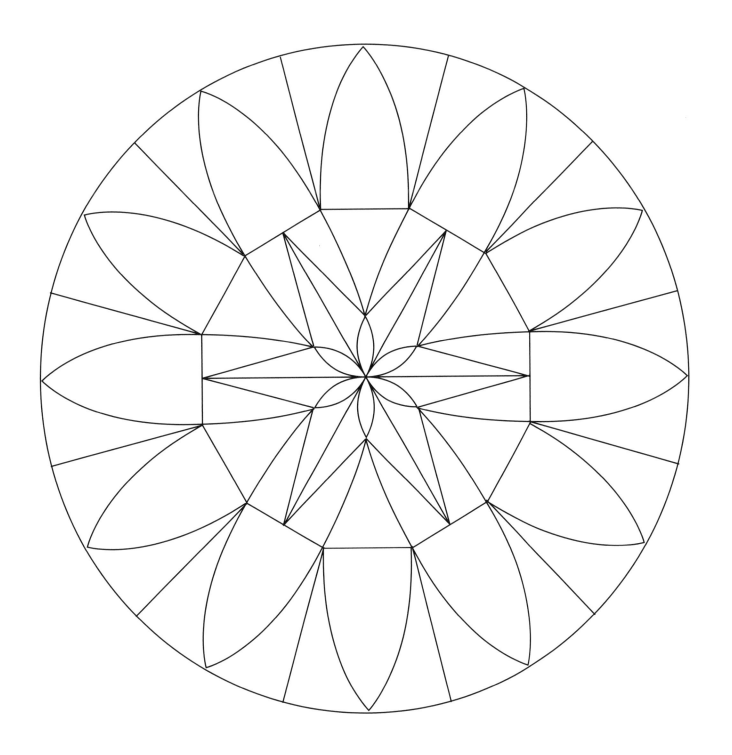

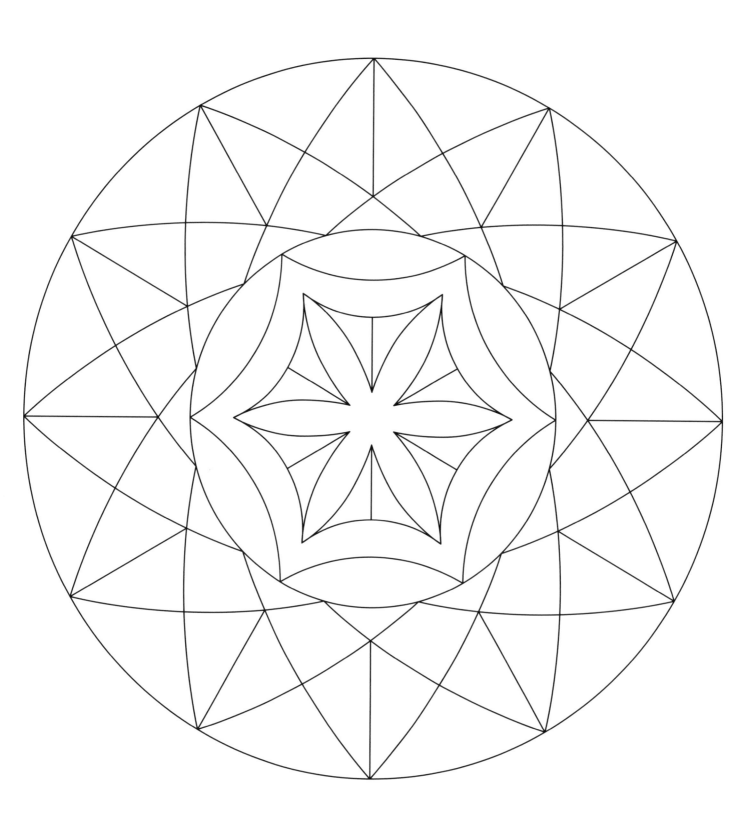

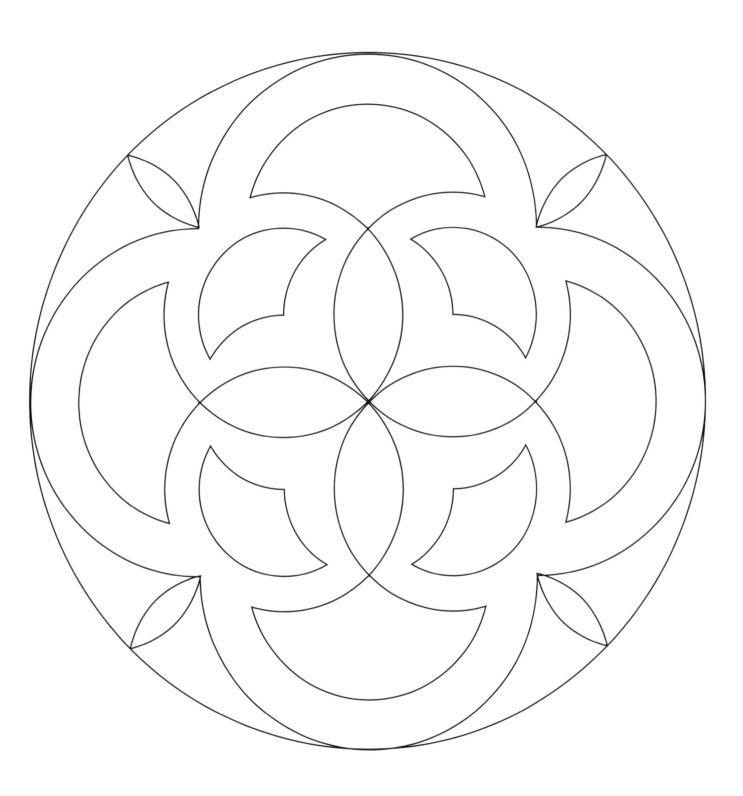

27

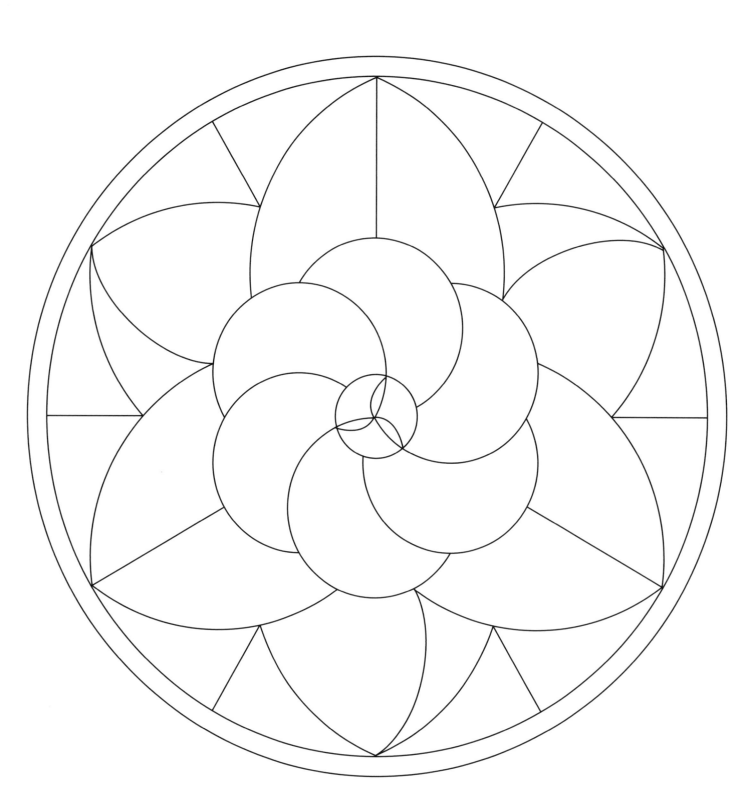

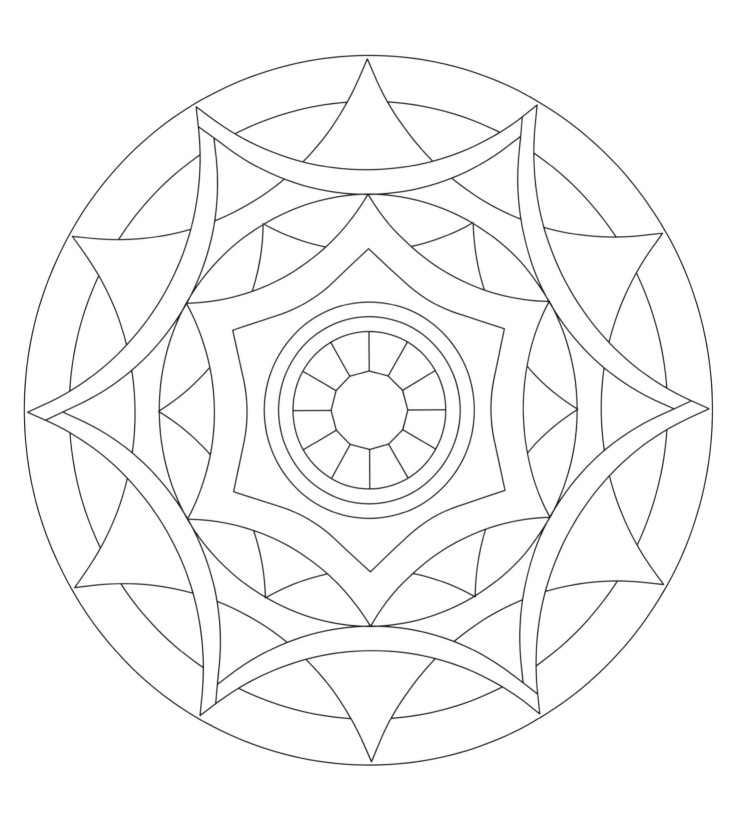

29

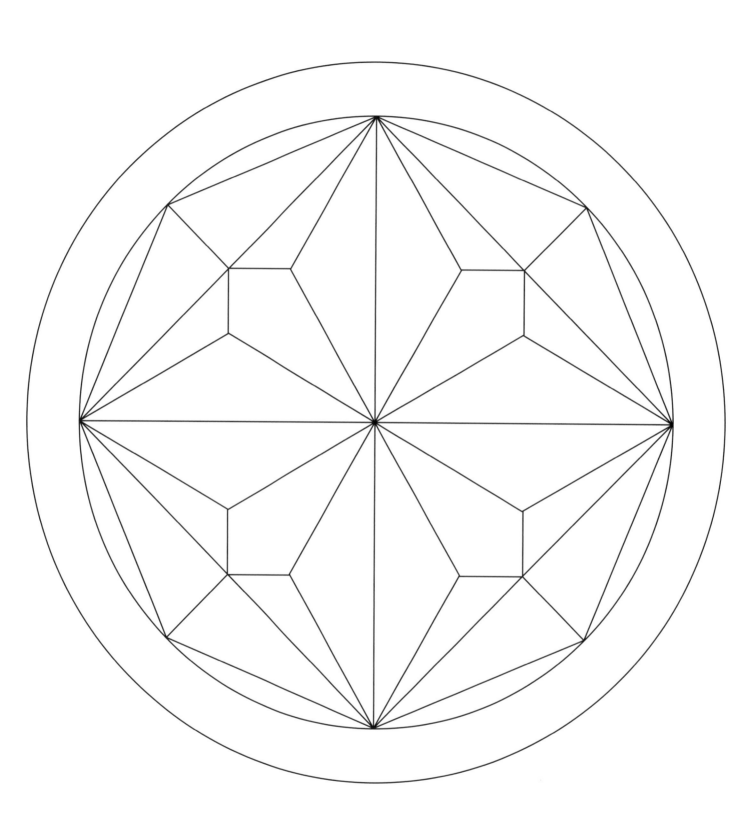

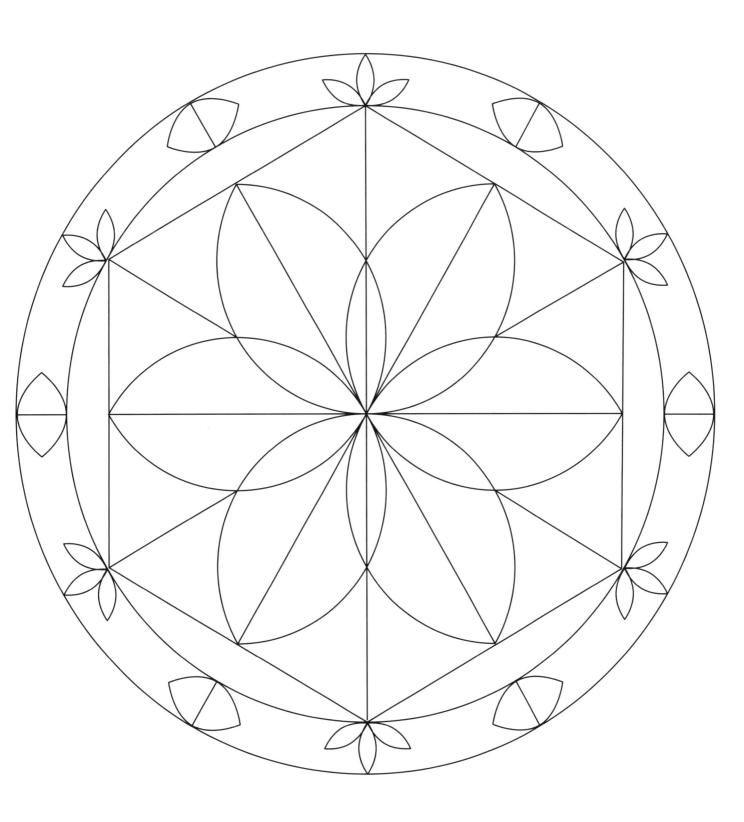

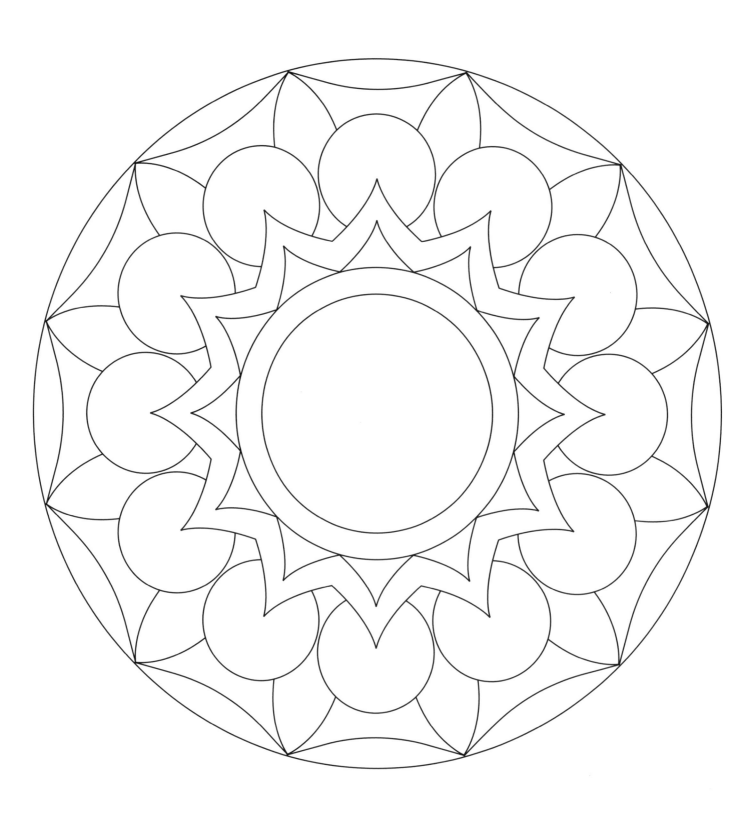

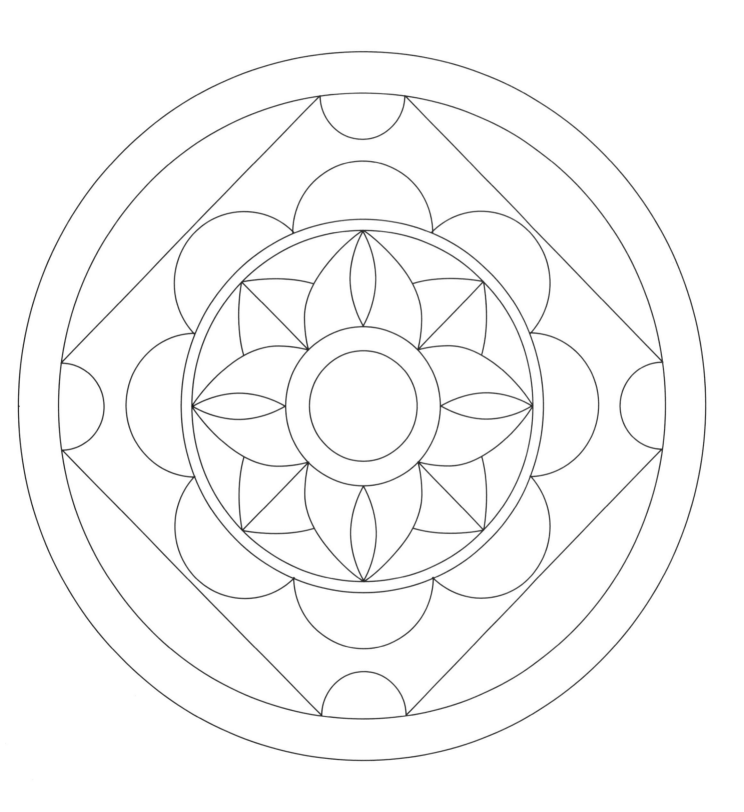

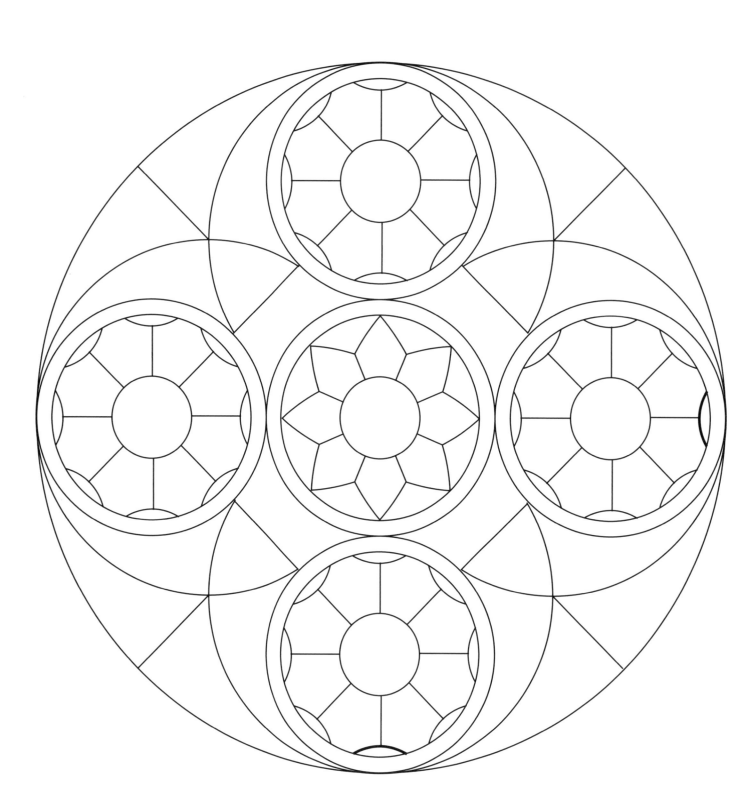

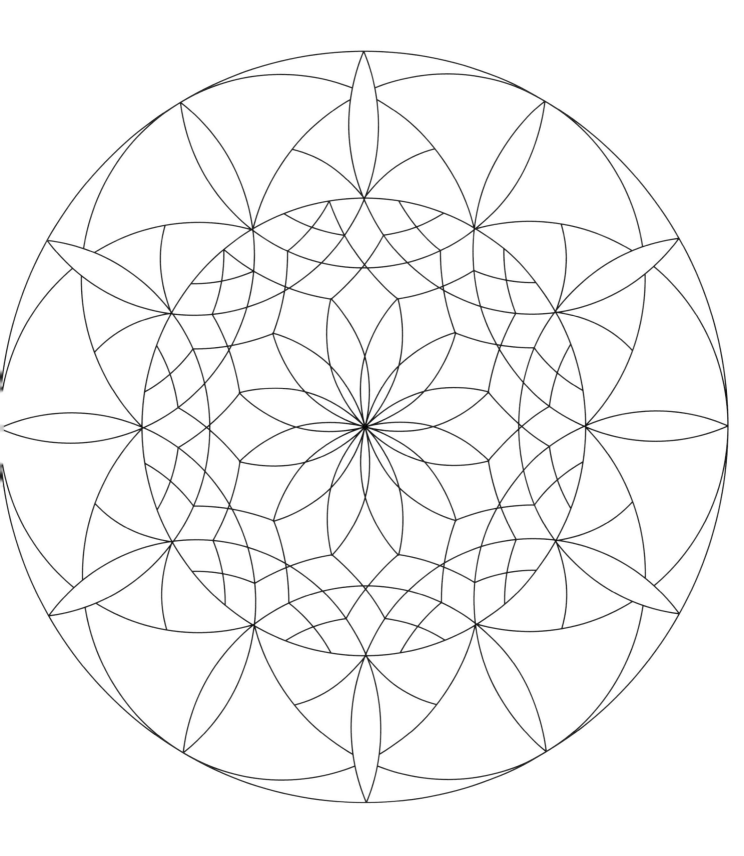

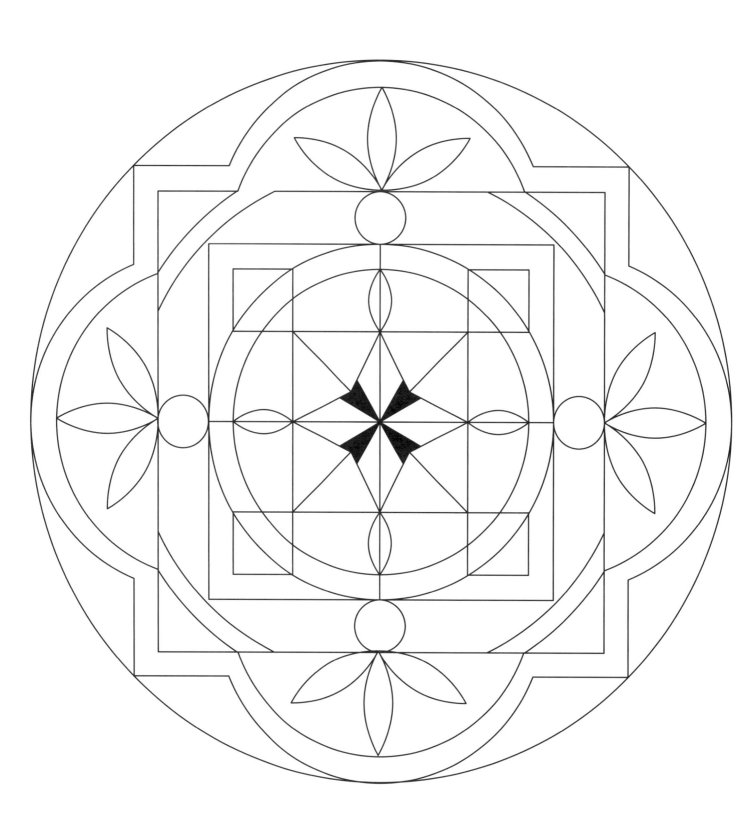

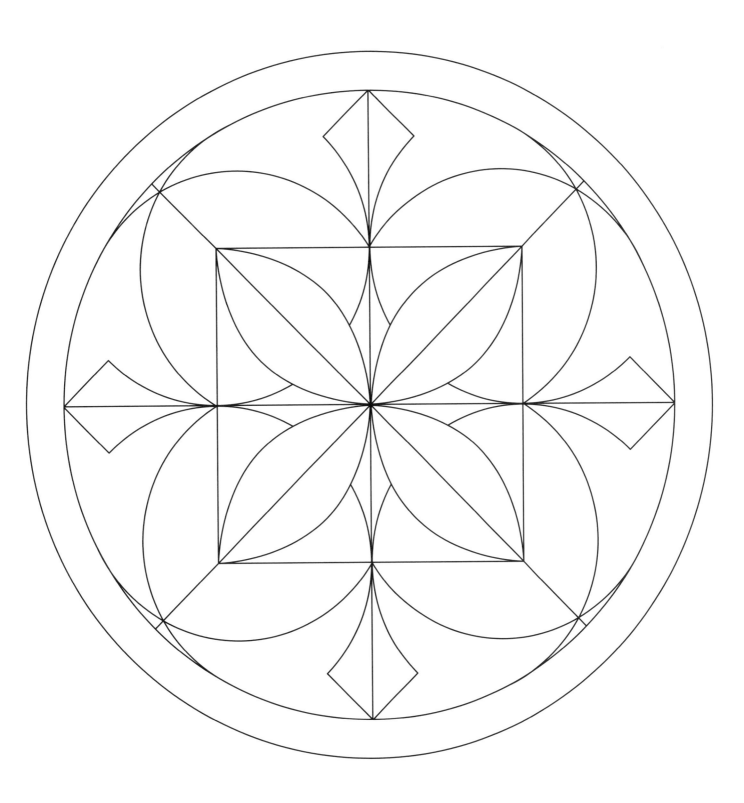

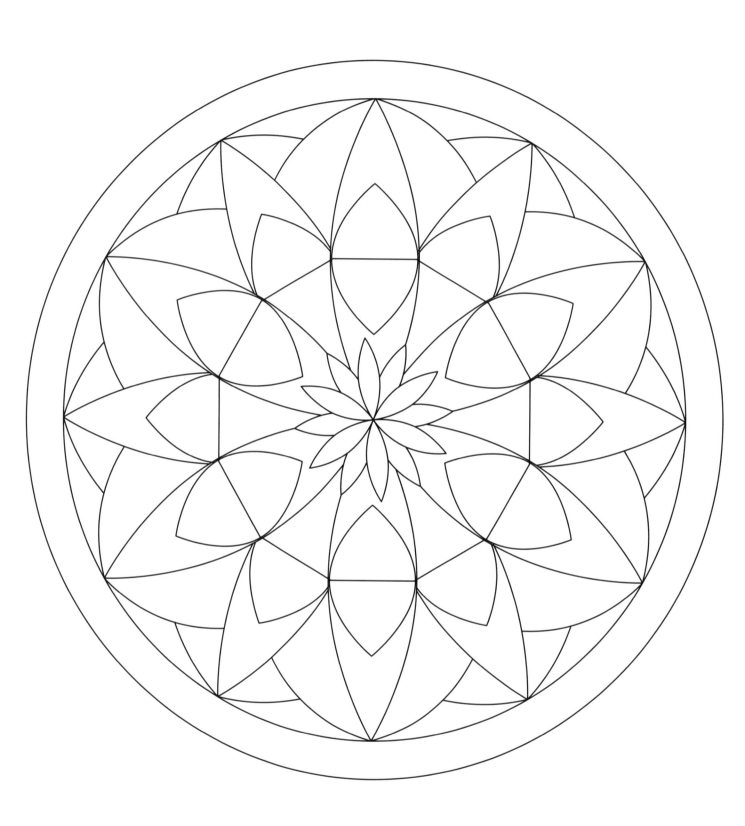

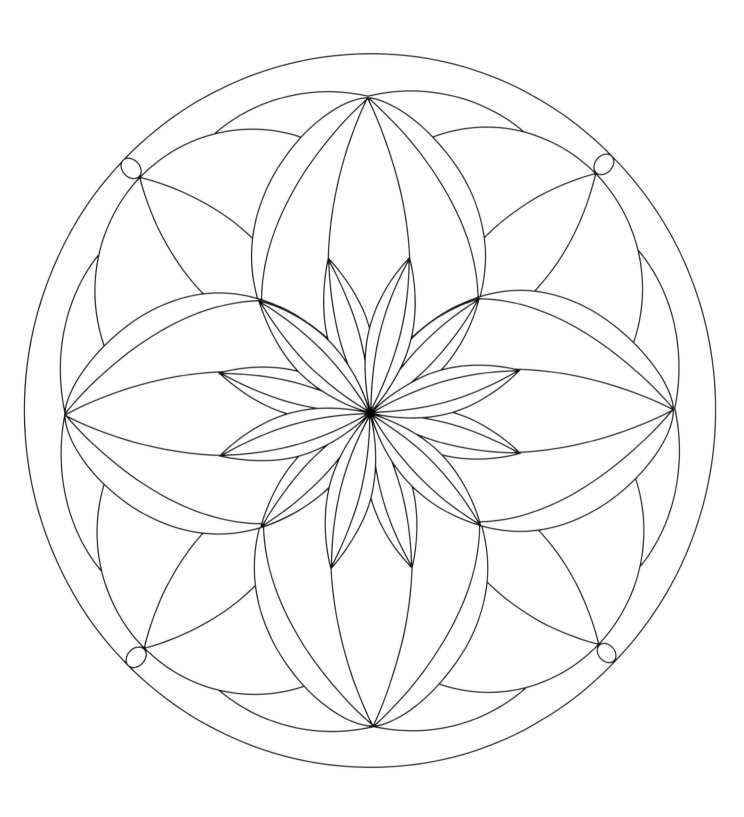

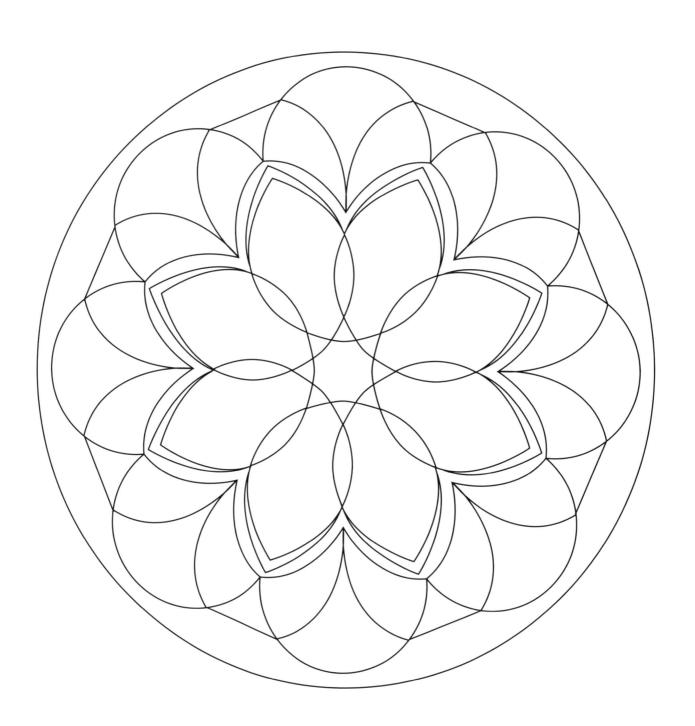

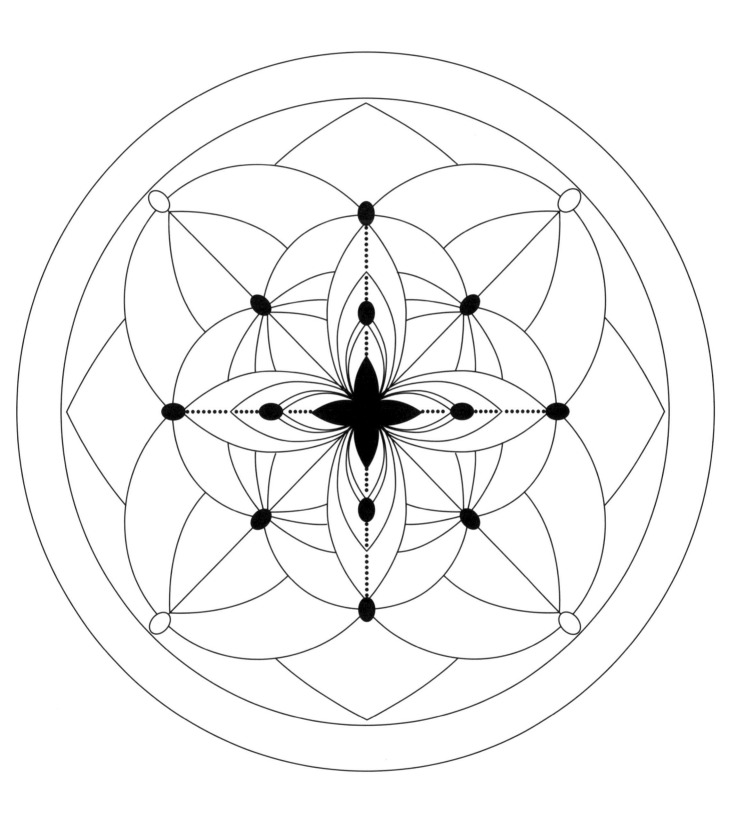

41

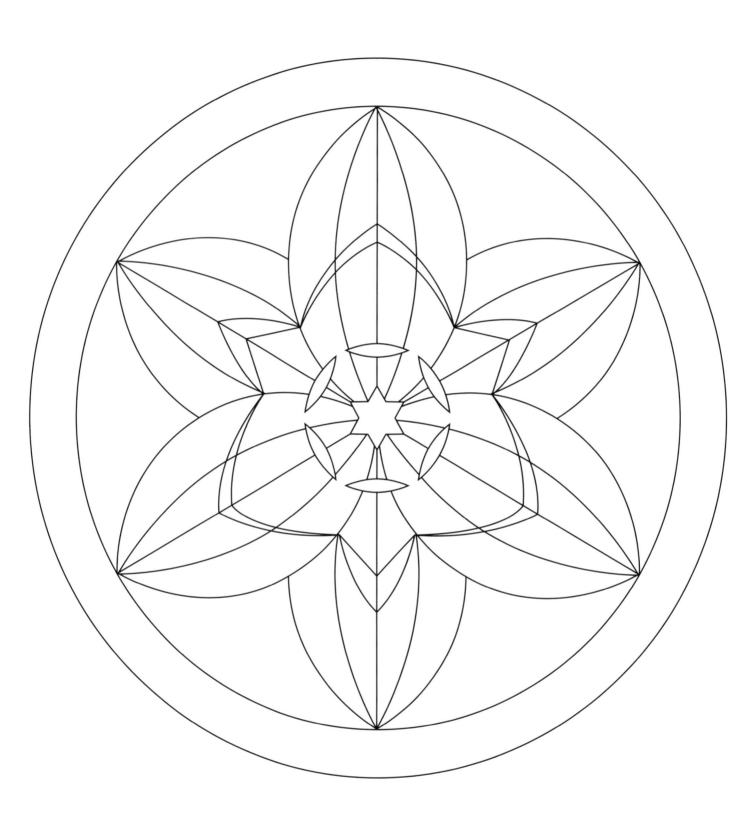

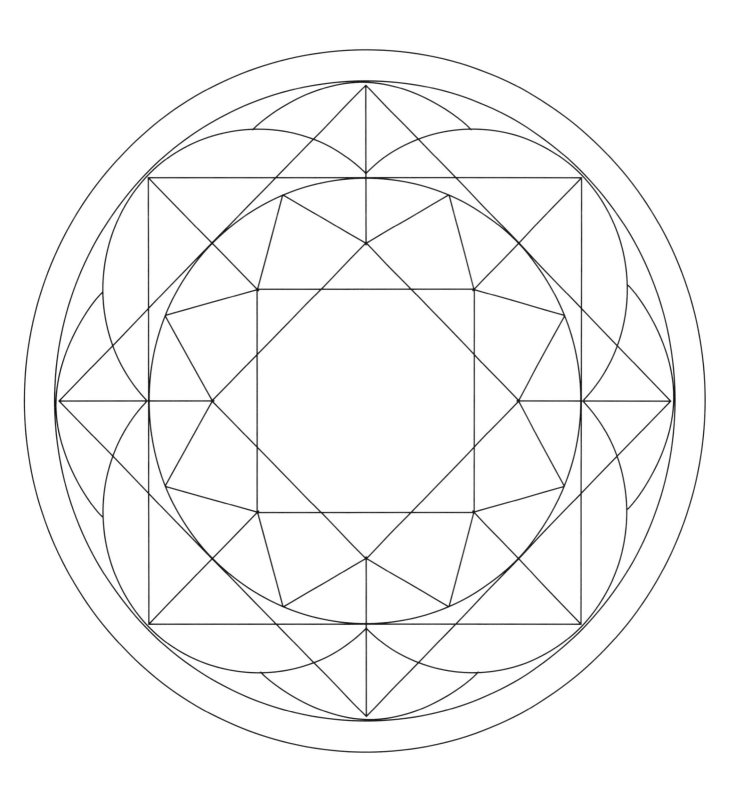

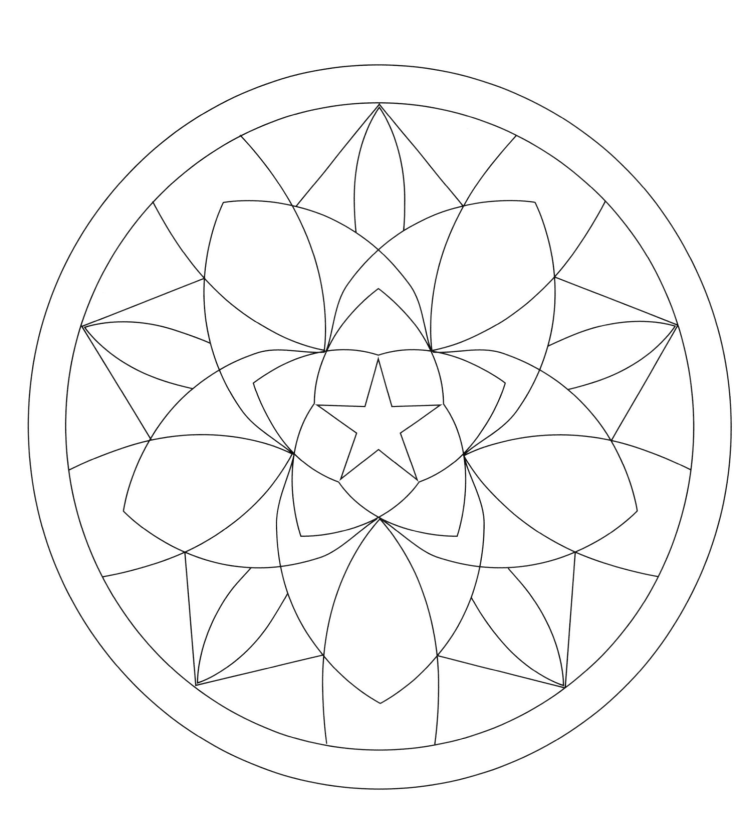

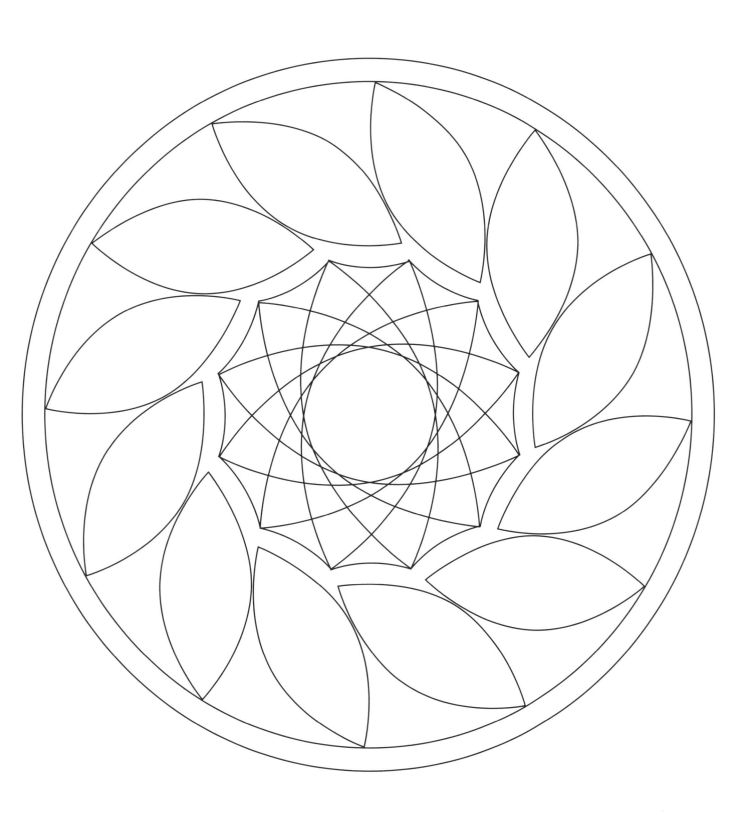

45

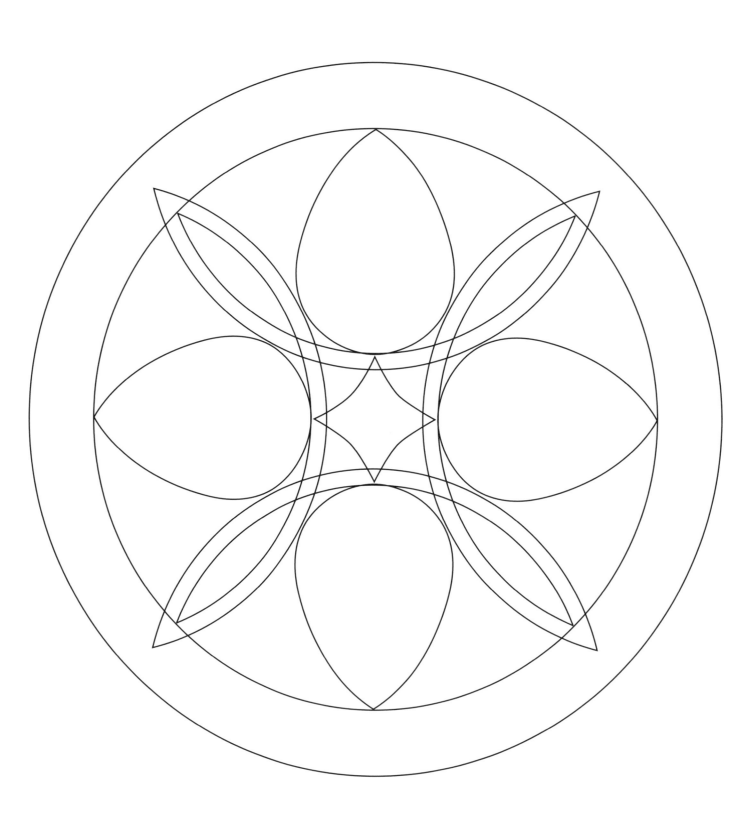

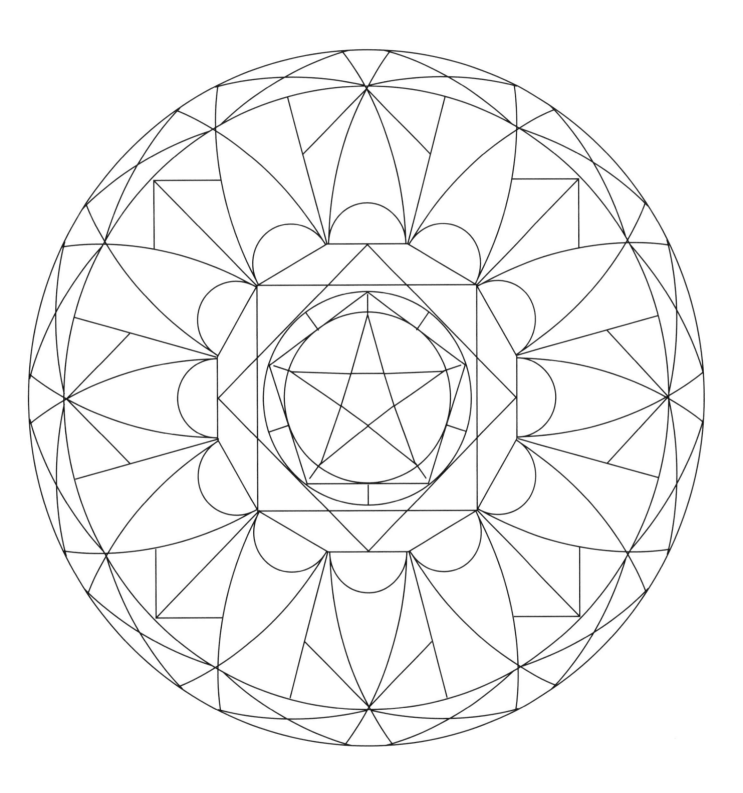

47

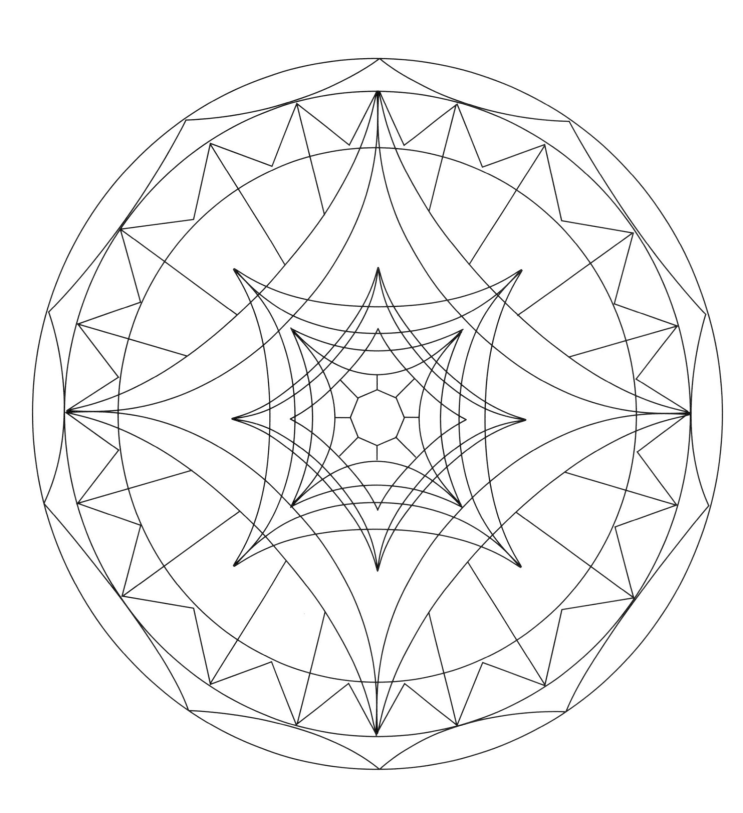

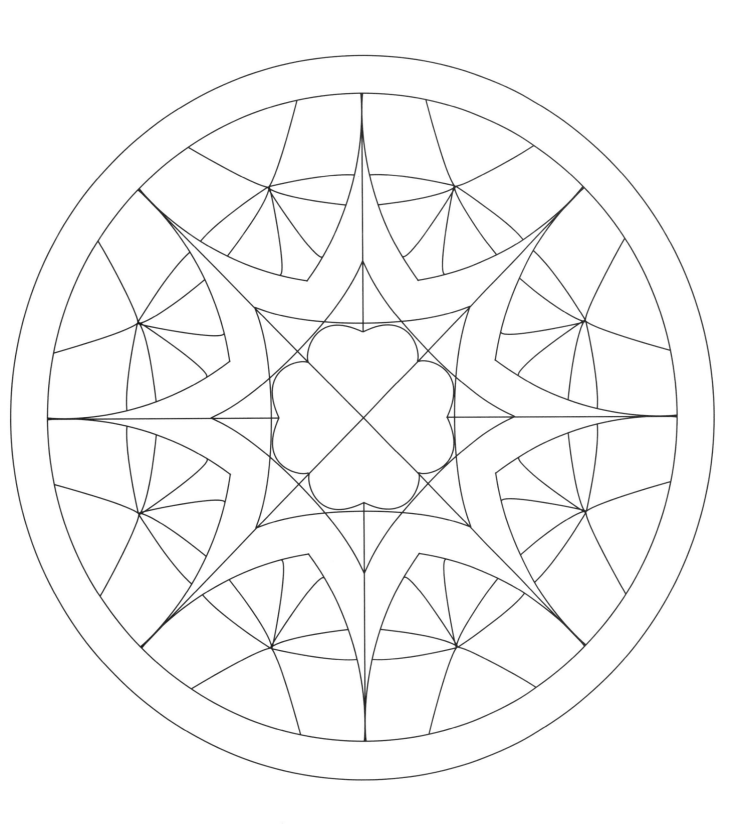

49

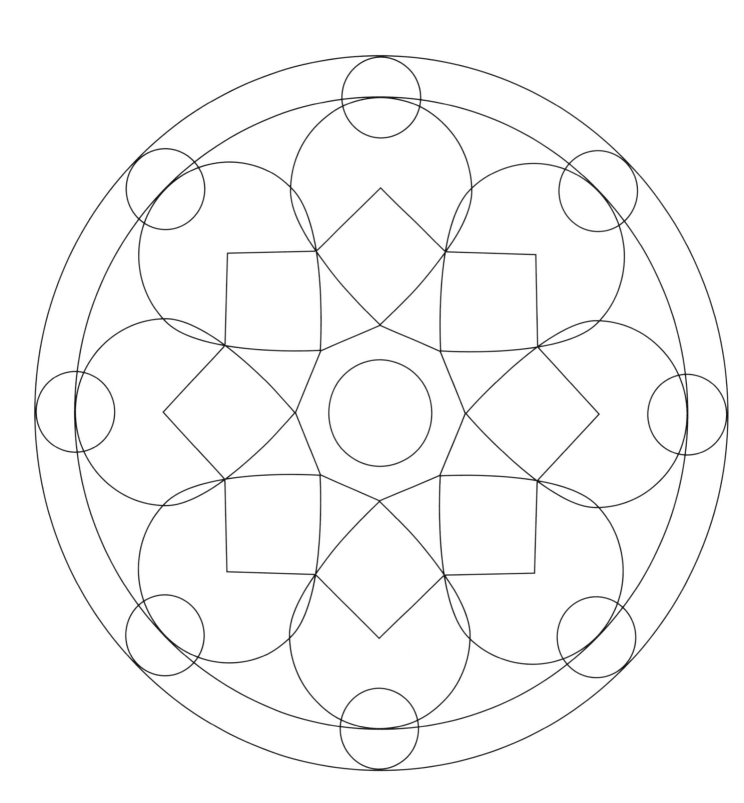

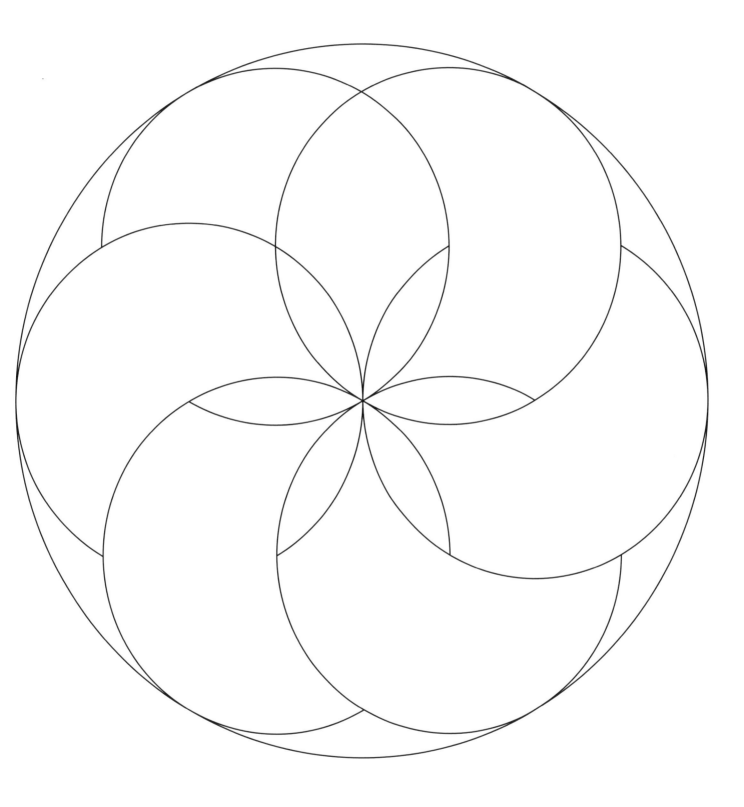

51

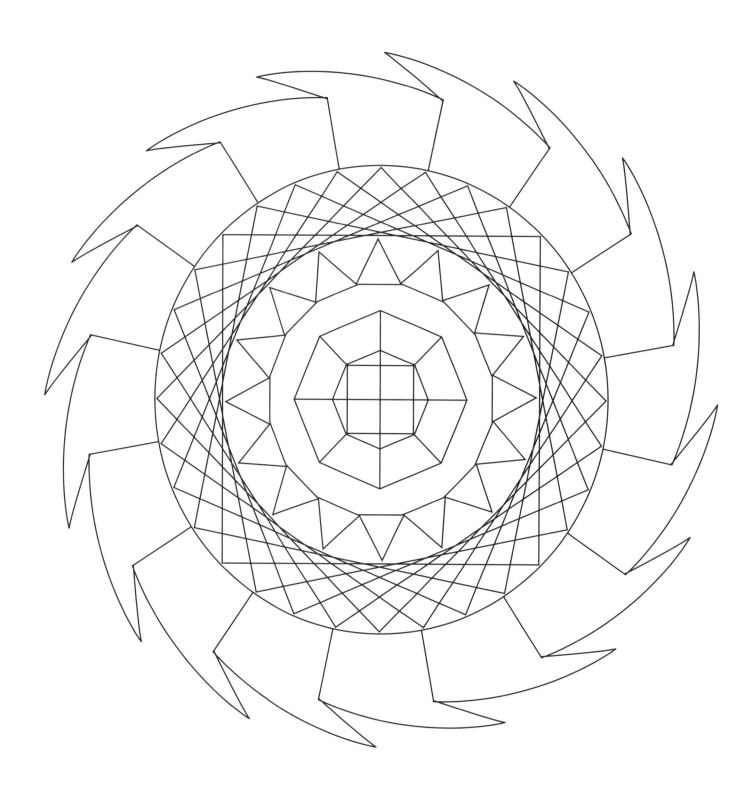

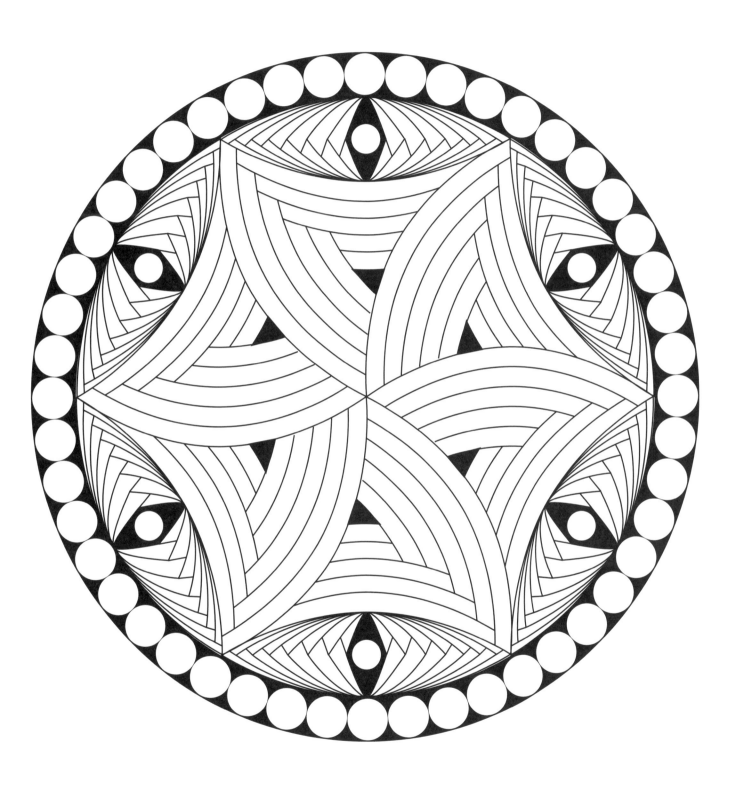

53

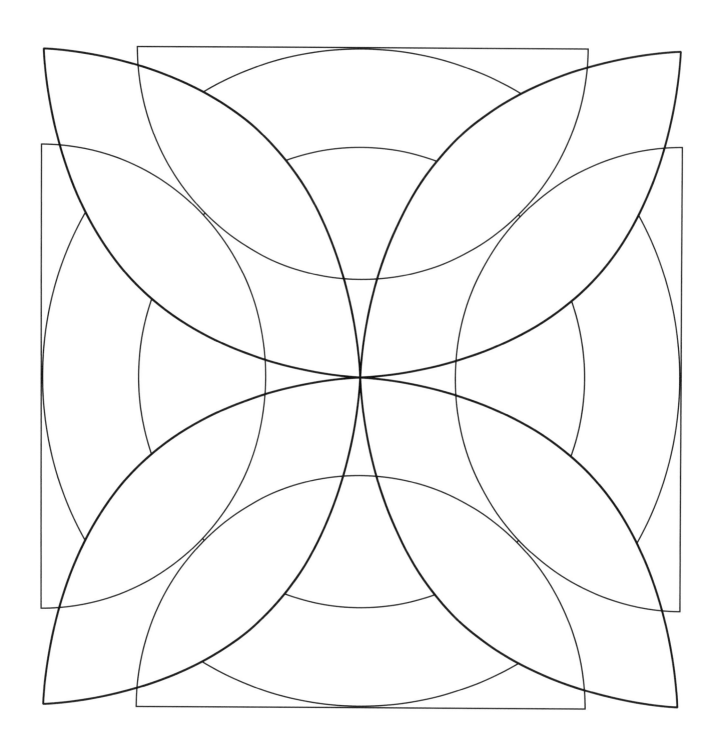

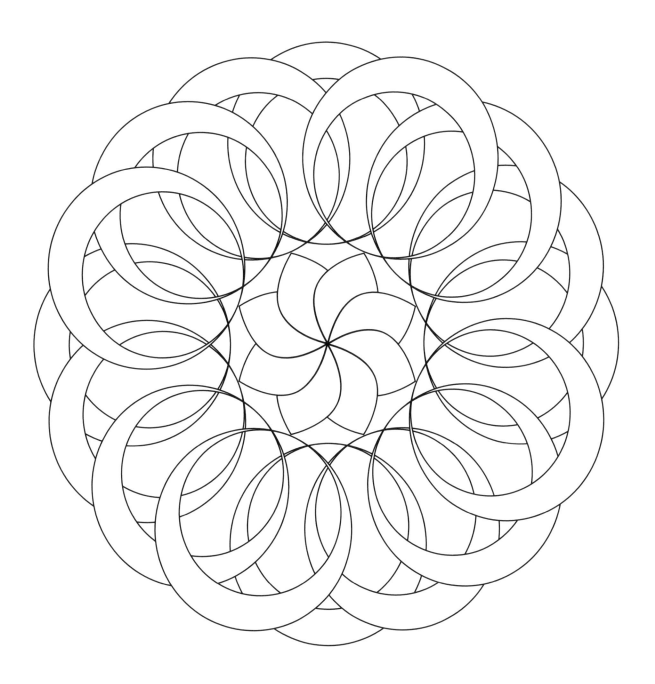

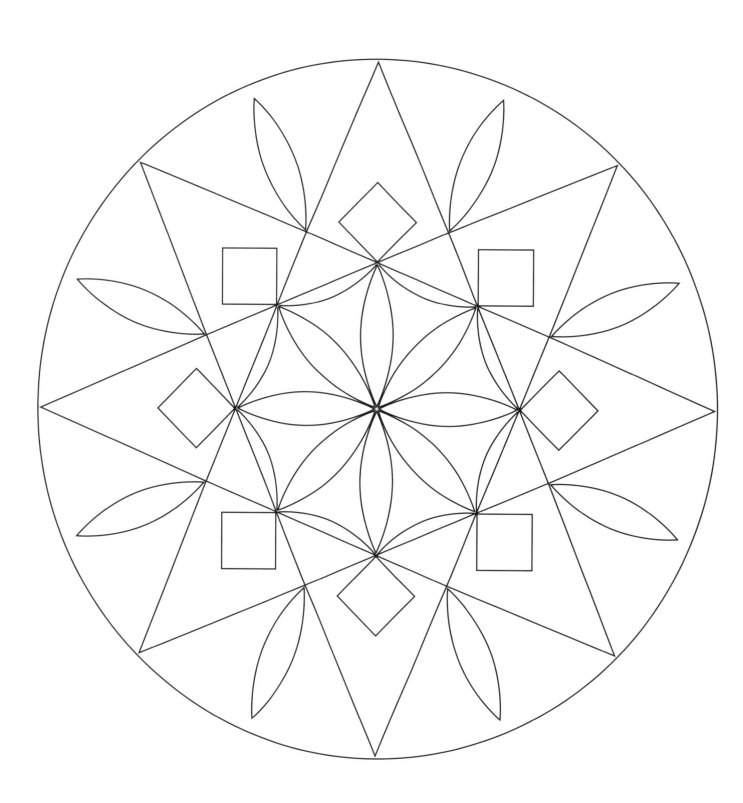

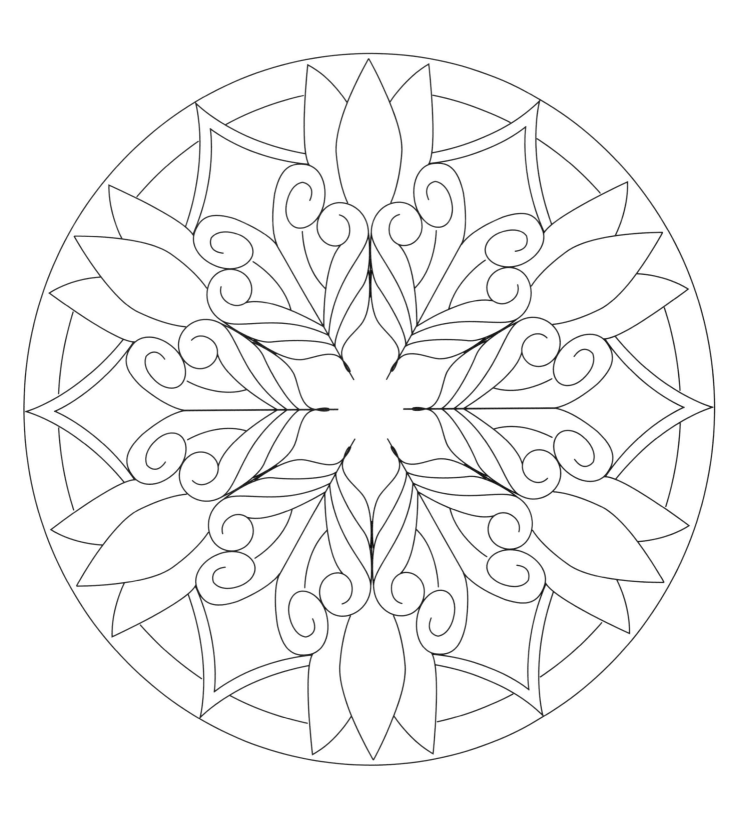

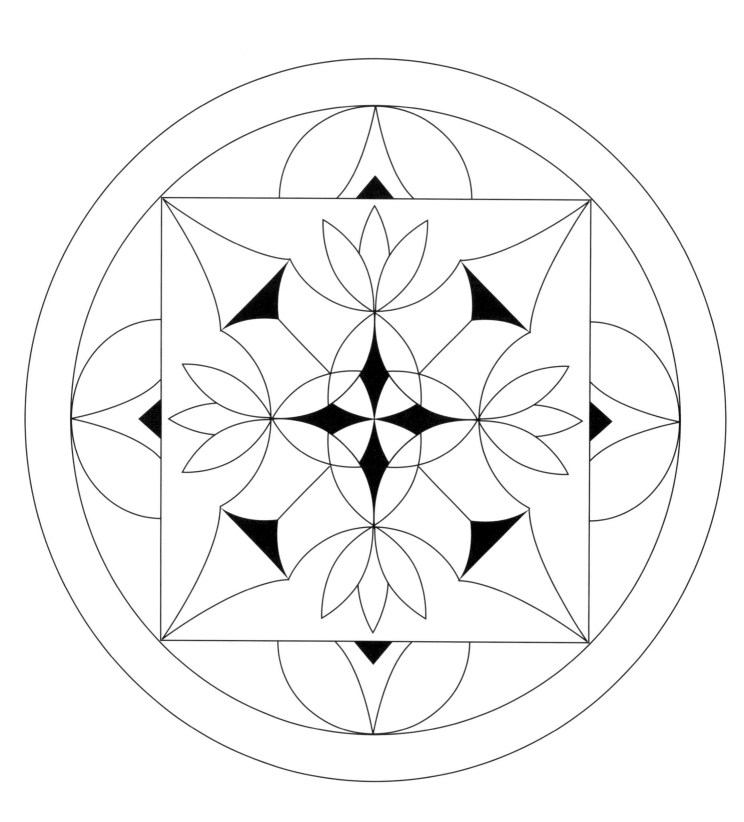

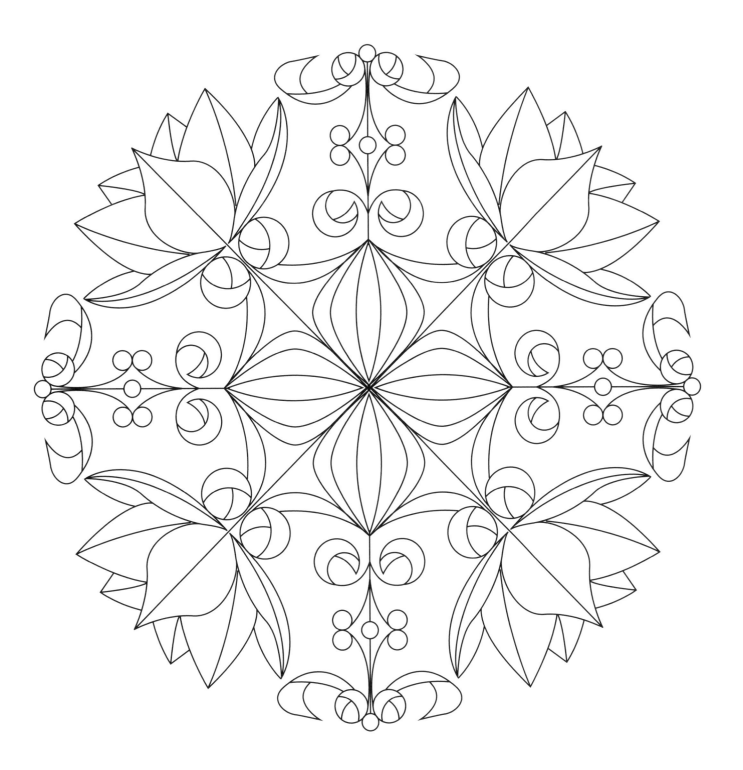

59

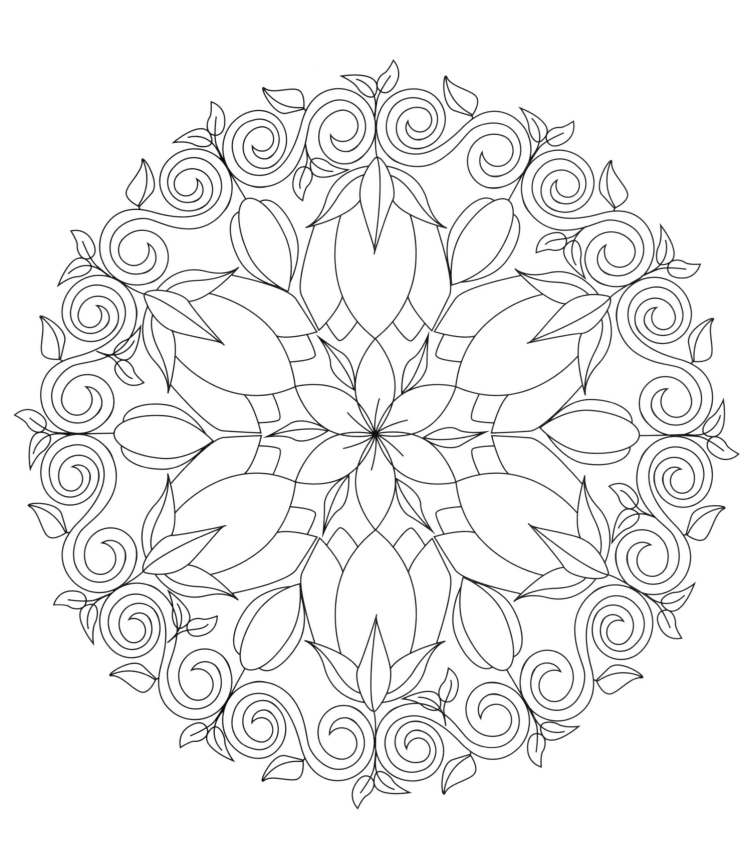

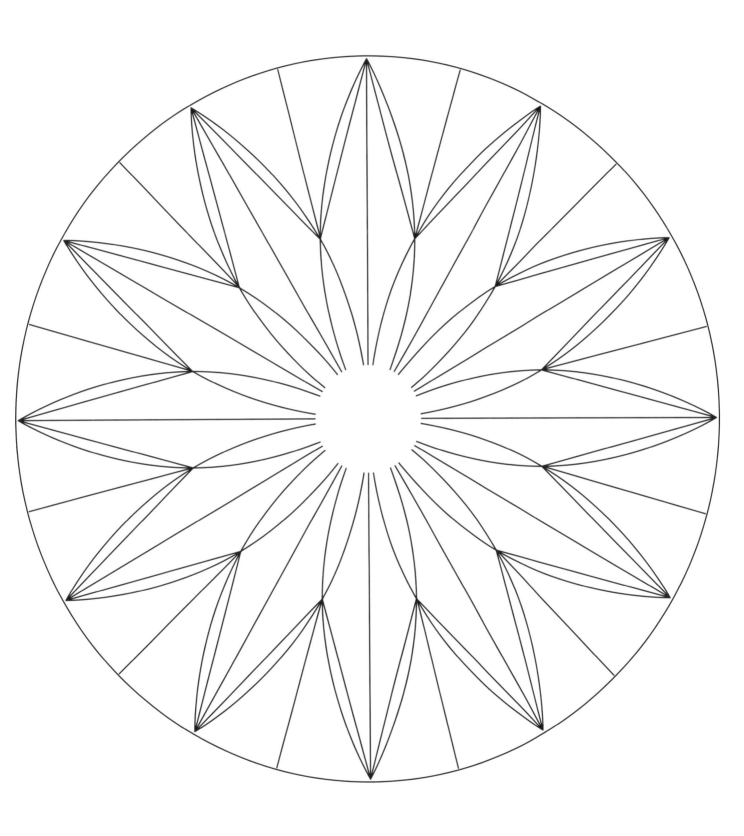

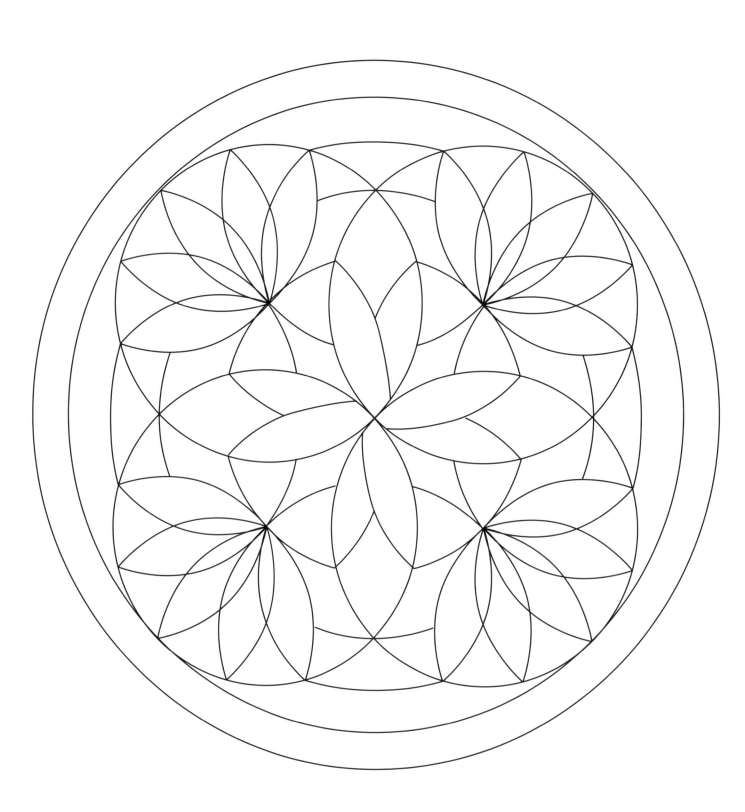

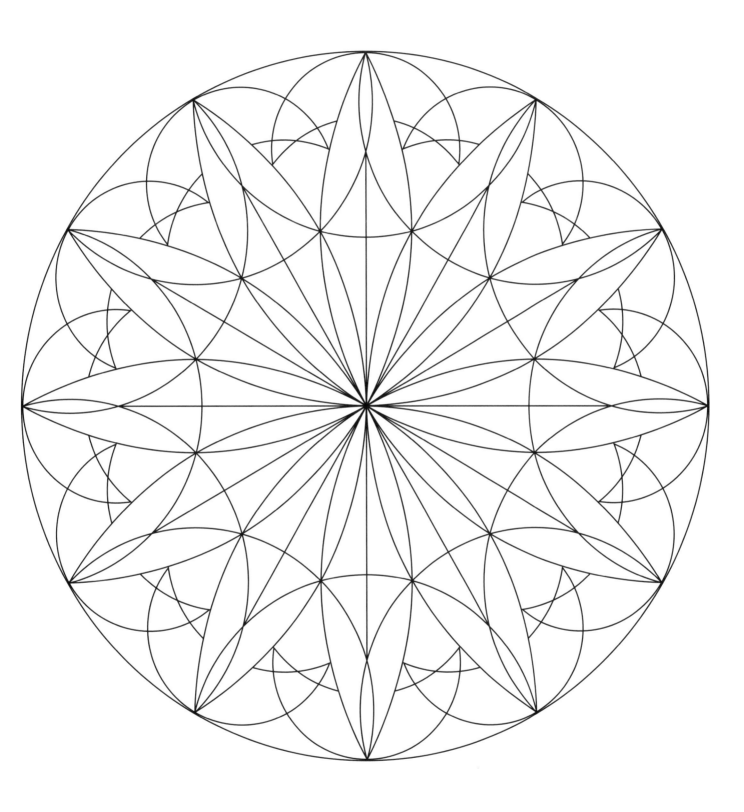

63

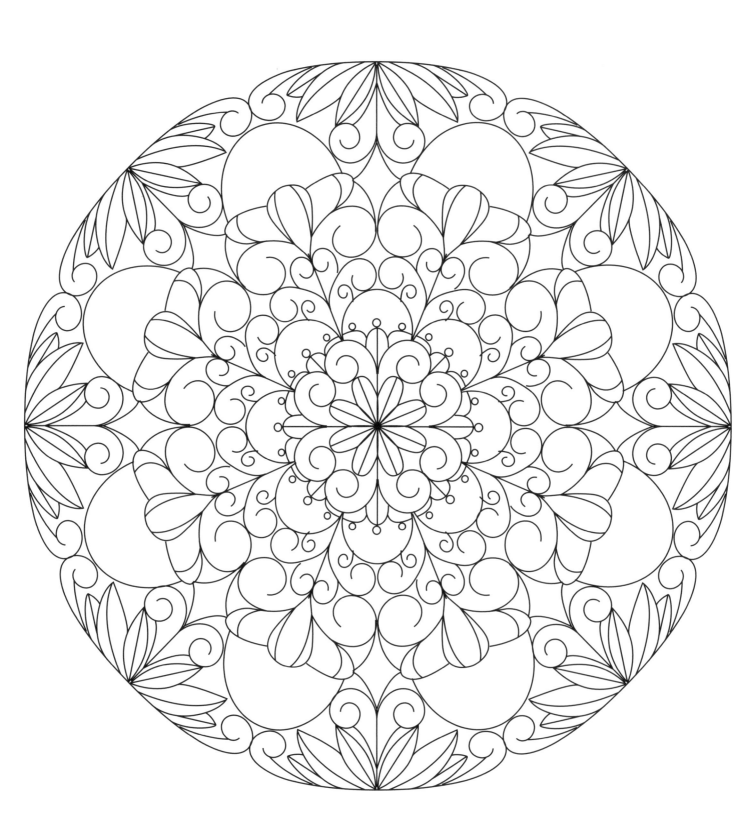

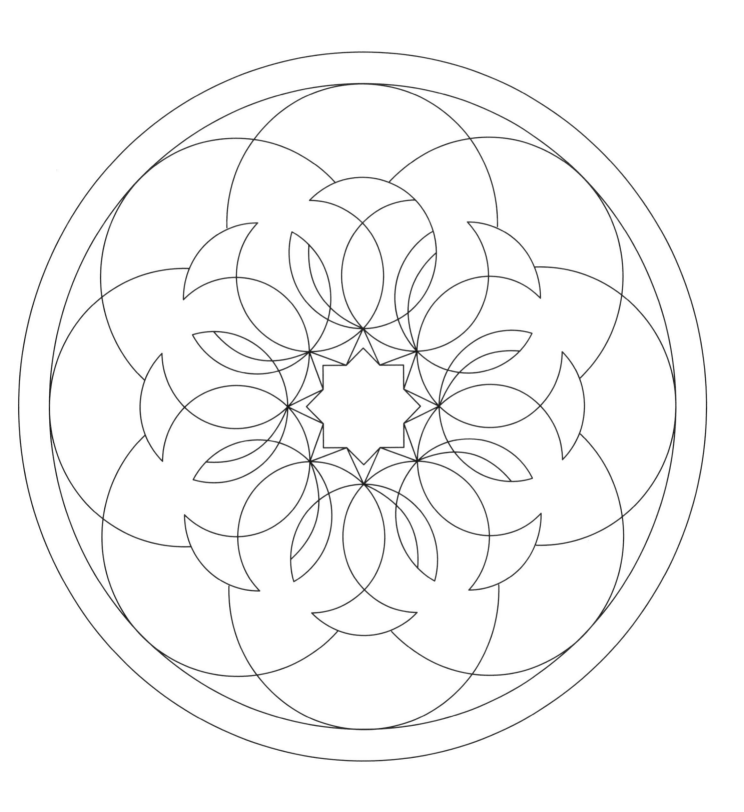

65

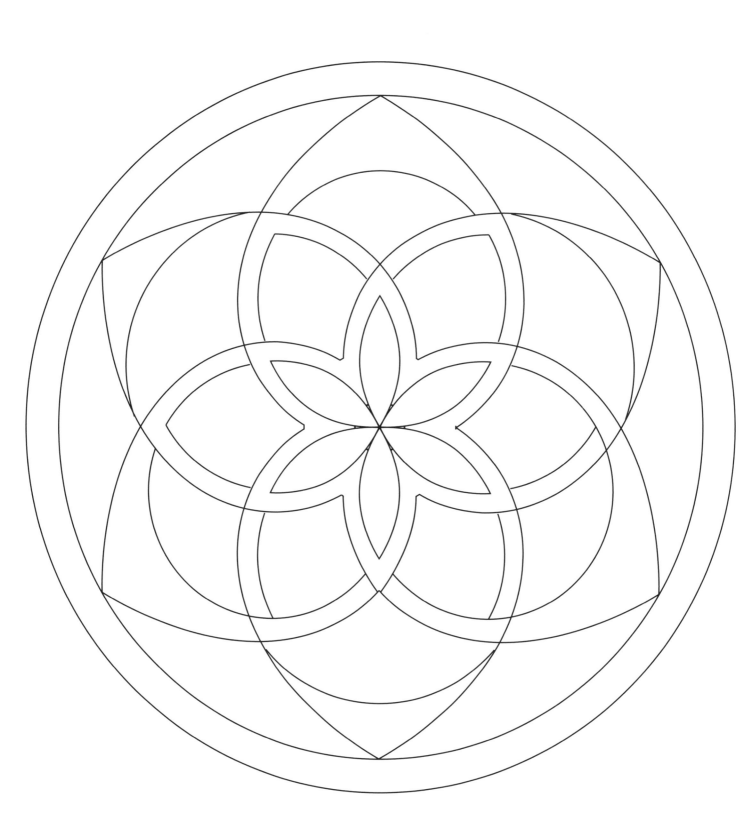

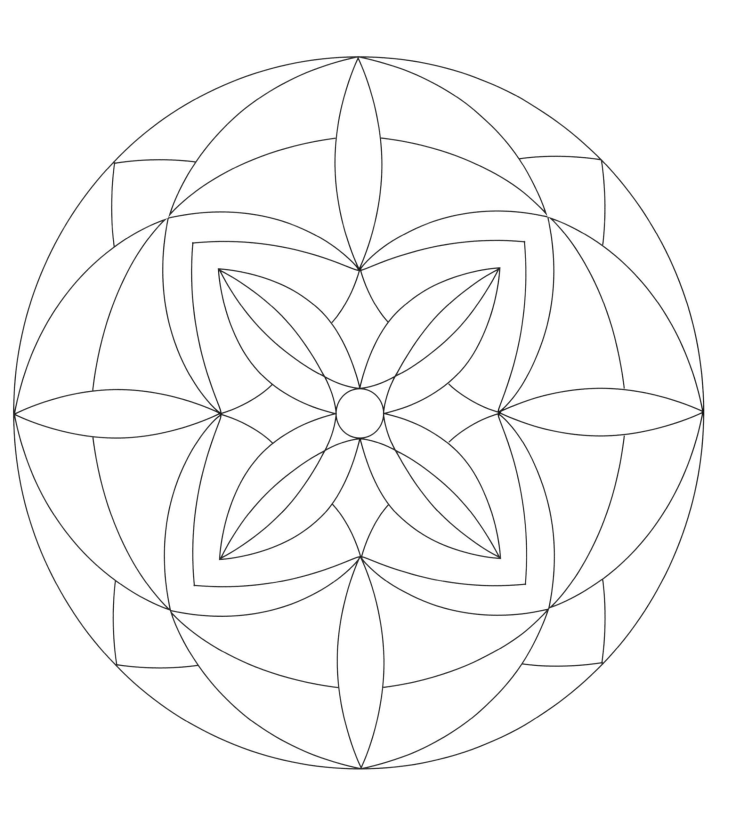

67

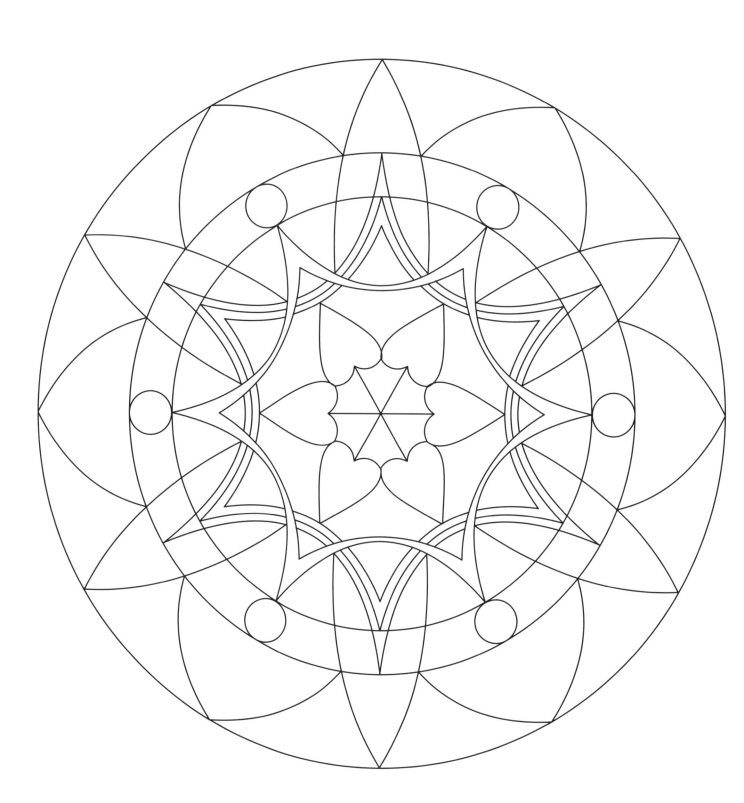

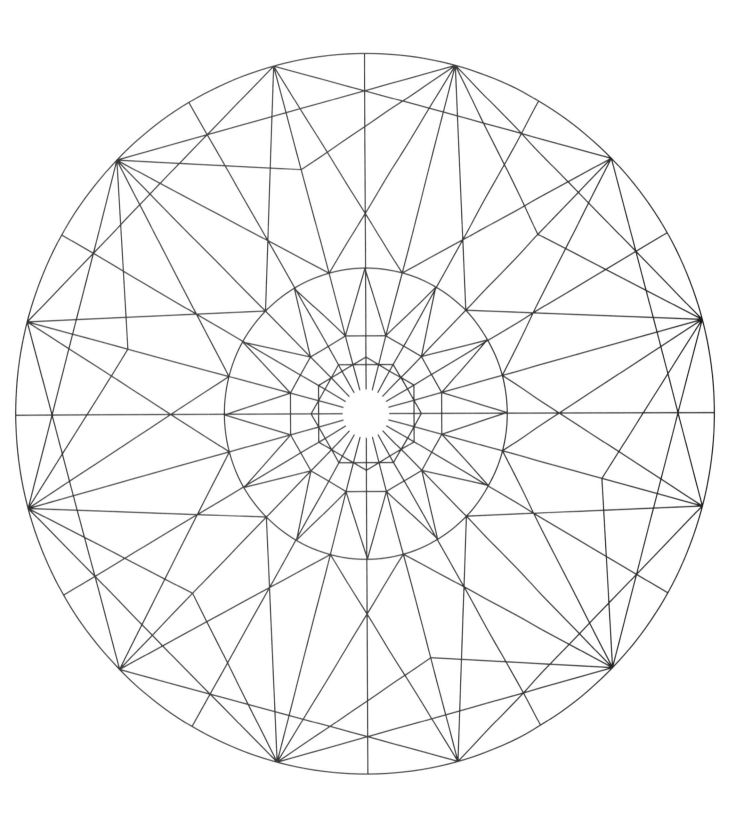

69

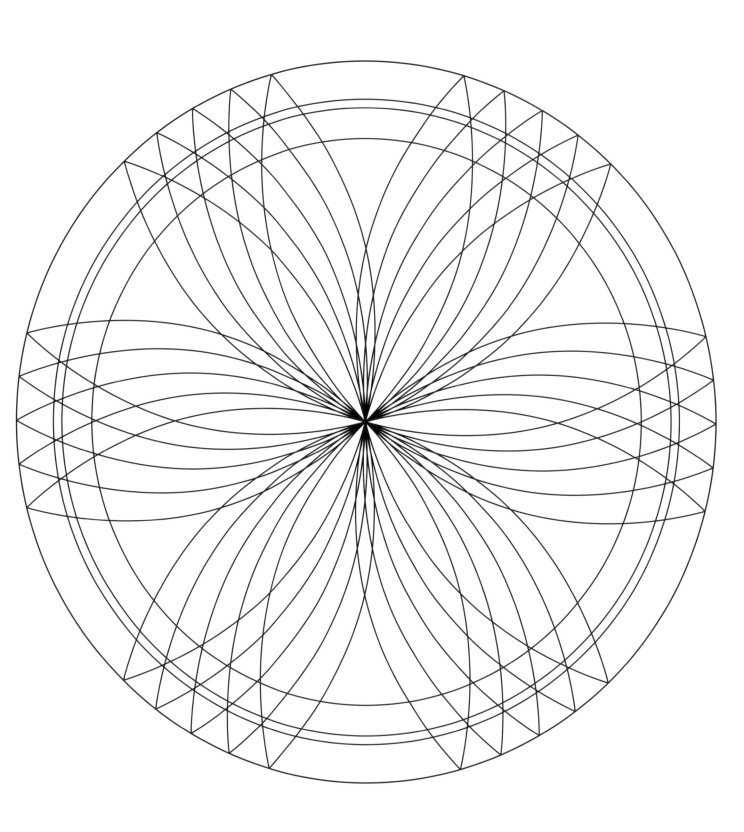

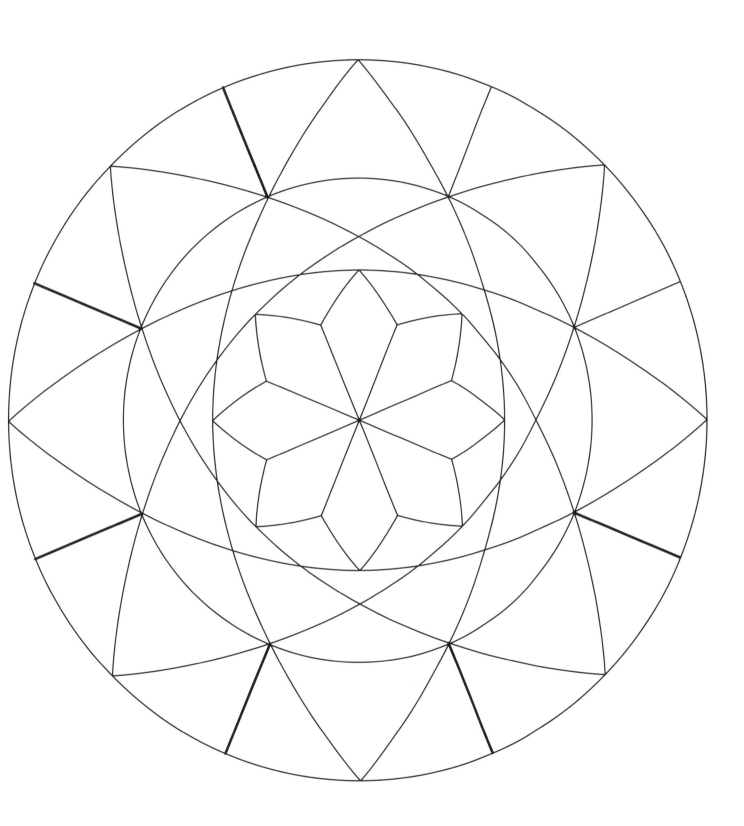

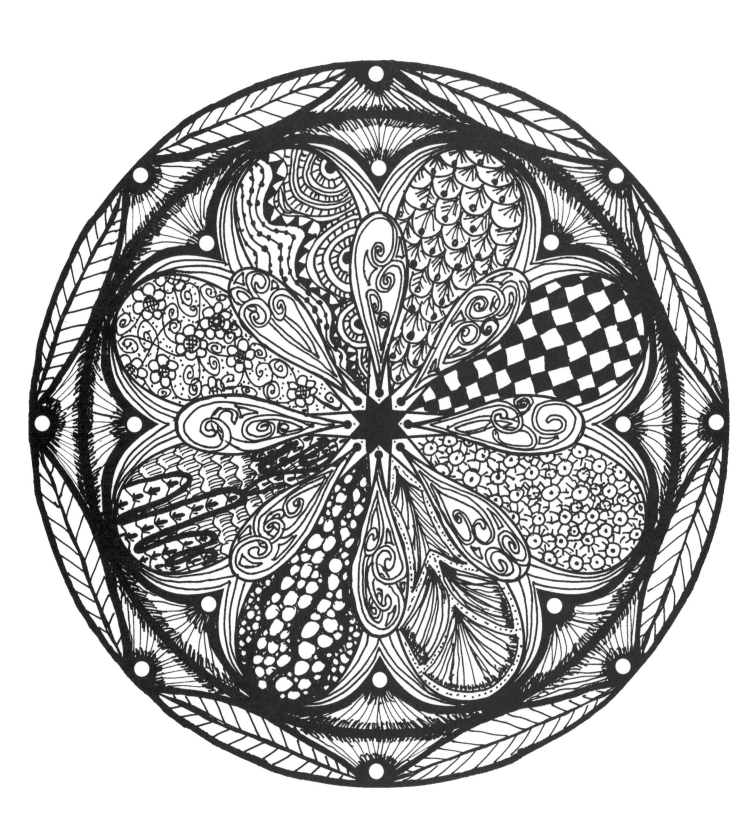

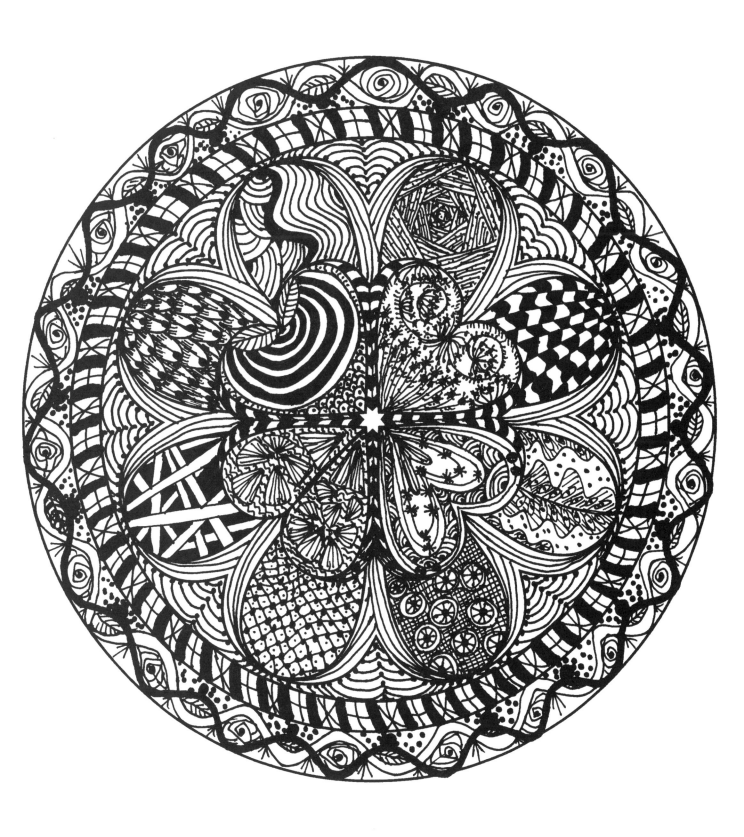

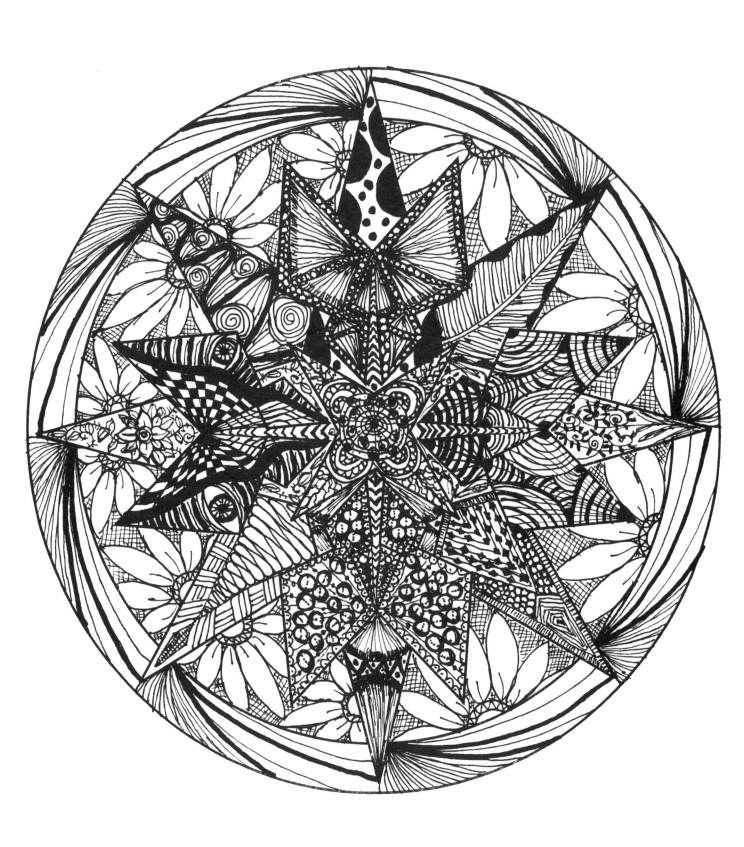

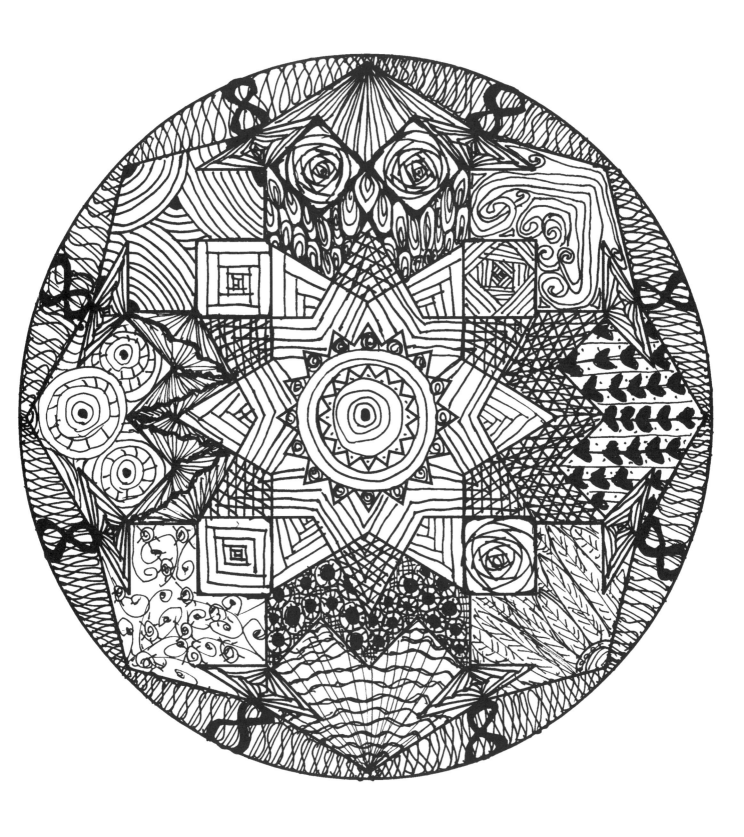

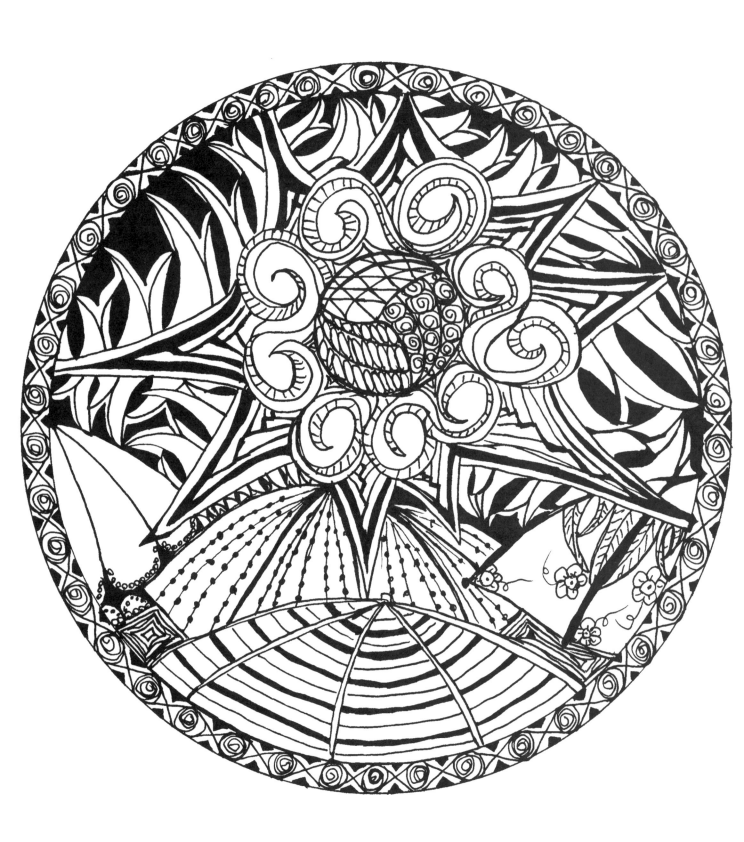

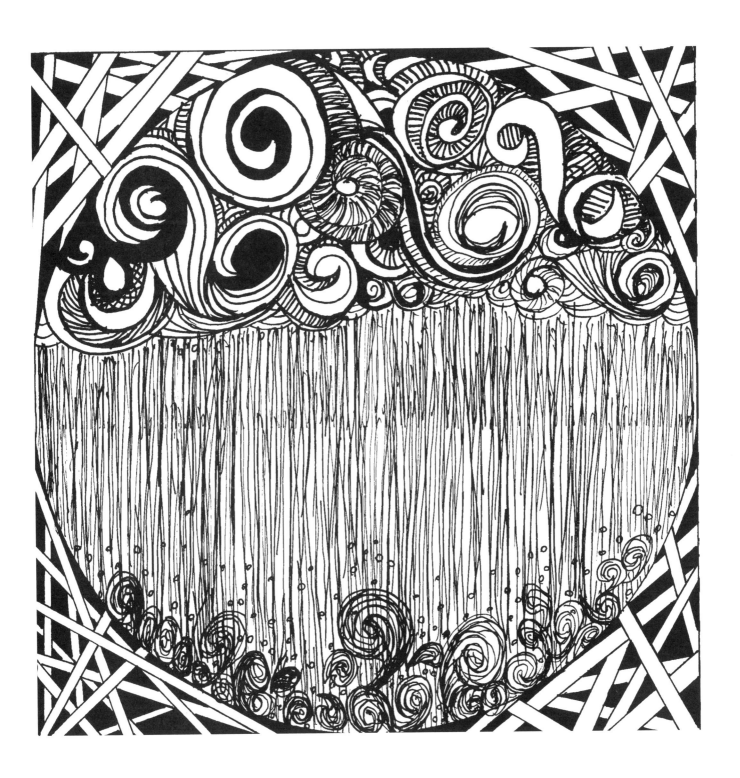

chapter 02

創意曼陀羅

小說明

· 當你完成第一階段的修練時，就可以來嘗試創造自己的曼陀羅

· 這些精彩的圖都是火鳳凰工作室的成員們繪製的

· 每一張的背後都有一個故事

· 輕鬆的看看這些圖，你會發現曼陀羅是沒有任何限制的

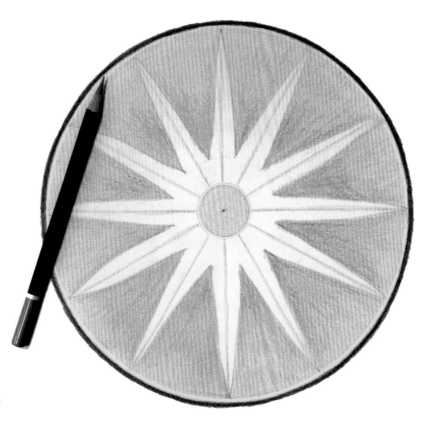

願景圖／愛玲

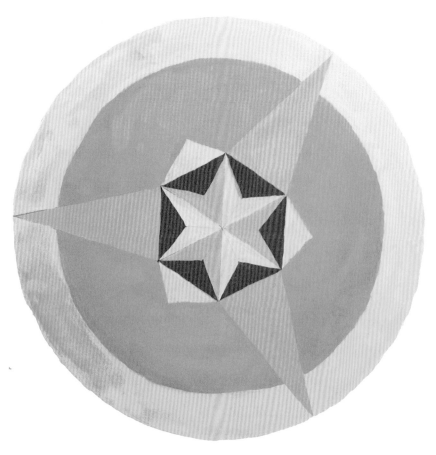

方向／珈瑀

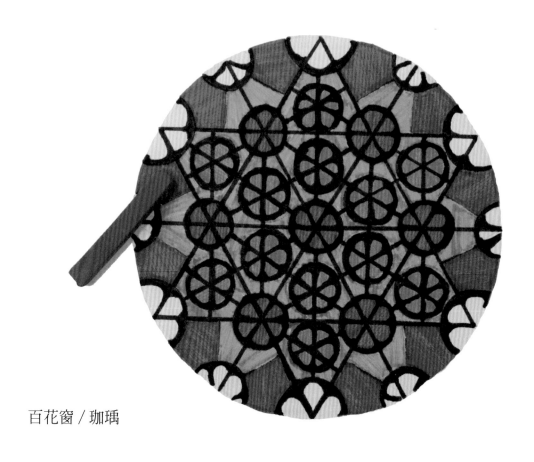

百花窗／珈瑀

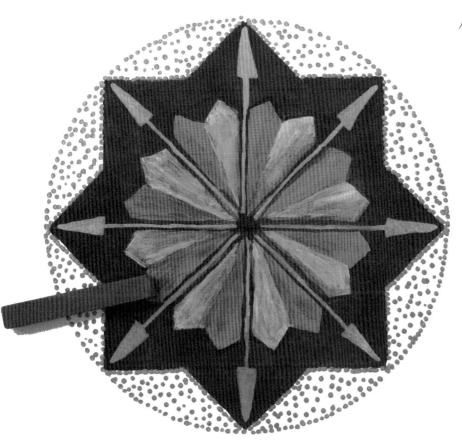

八心八箭之吉祥天女散花 / 珈瑀

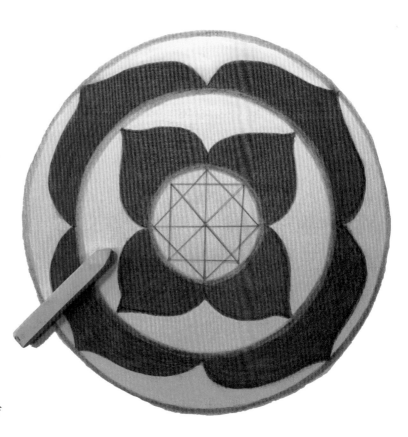

專注行動 / 愛玲

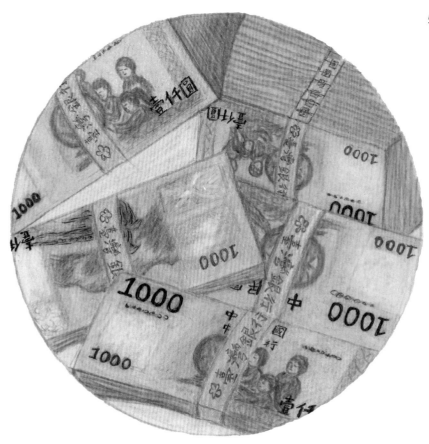

物質 / 吟鈞

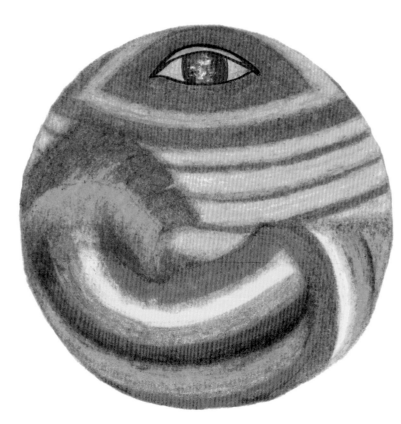

霧裡看花，花裡看霧 / 吟鈞

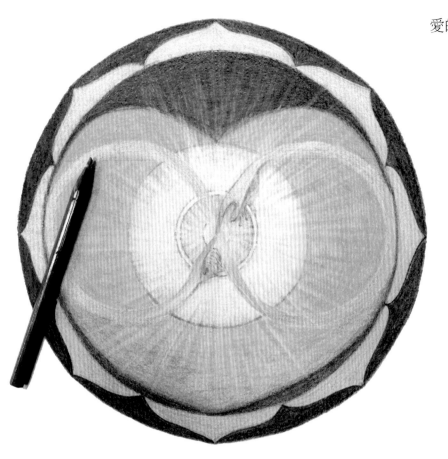

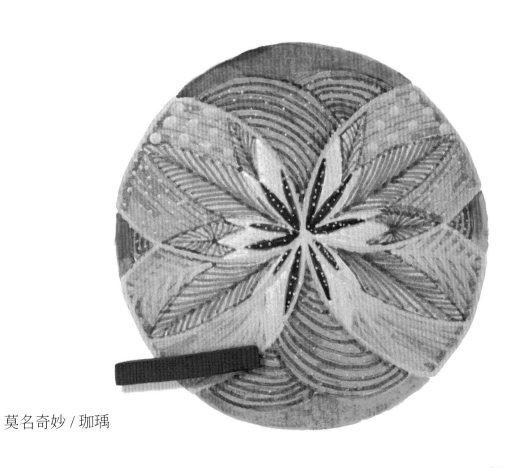

莫名奇妙 / 珈瑀

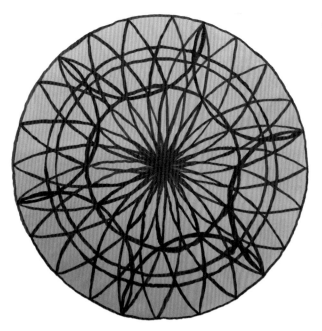

保持清醒／珈瑀

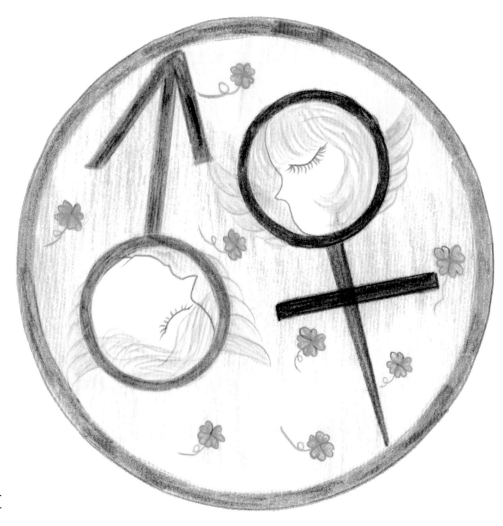

相應／方虹

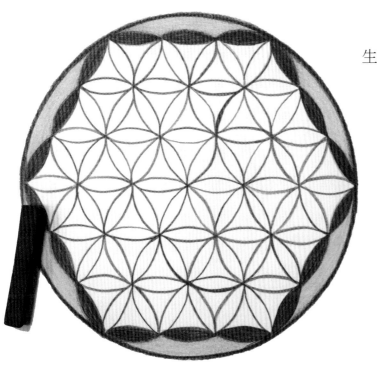

生命之花 / 愛玲

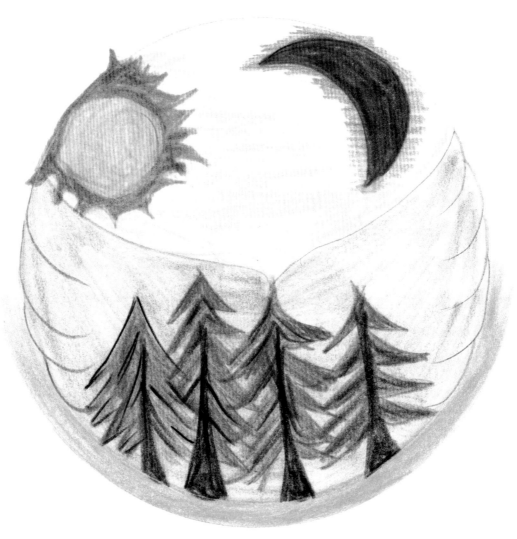

回歸懷抱 / 方虹

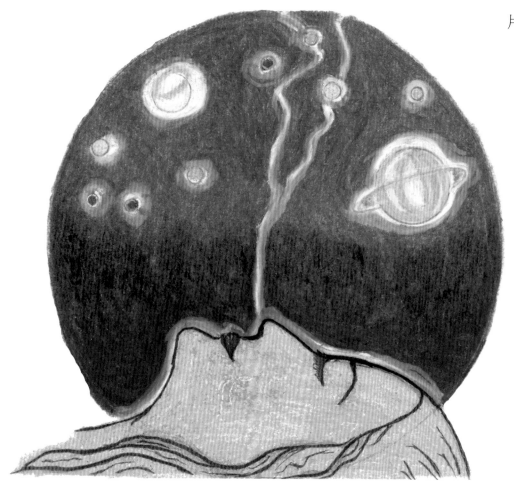

片刻的寧静 / 吟鈞

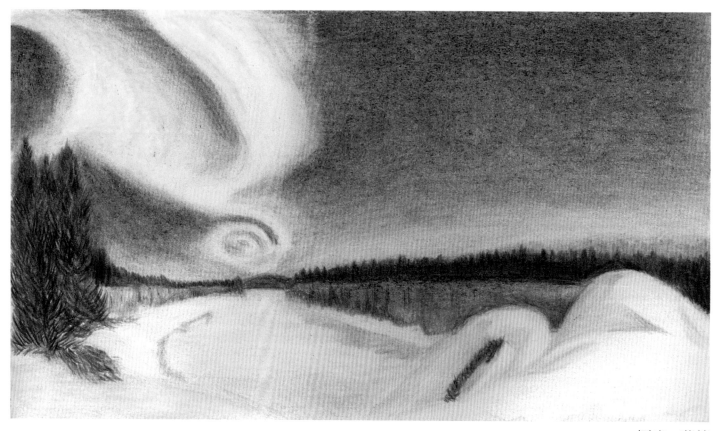

極光 / 慕筠

繪圖小說明

‧請先選擇一個你喜歡的詞彙（在每頁的右上角）。
‧閱讀圖形左邊的文字。
‧深呼吸，閉上雙眼，想像你要畫的那張圖該是什麼樣子。
‧睜開眼睛，用直覺選用你想用的畫具。
‧開始彩繪吧。

‧直到你覺得已經完成了你選的圖，才停筆。
‧別忘了為這張圖取個名字，簽上大名和完成的時間。
‧請在空白處寫下你創作圖過程裡的內在對話聲音。
‧將當時浮現的任何情緒、字眼、感受、心得，都逐一記錄下來。

願你能在空白的曼陀羅中，找回自我！

快樂是什麼？

你的快樂是什麼呢？
你會如何表達你的快樂呢？

讓我們拾起彩筆，發揮你的想像力與創造力，畫出你對快樂的
認知與感覺，找到自己的「喜悅之道」。

你是誰？

要怎麼活出自信呢 ？
讓你感到有自信的是什麼？
當你做什麼事的時候，會讓你感到神采奕奕充滿自信？

請閉上雙眼，問問自己，我最有自信的時候是什麼模樣？
靜心冥想之後，畫下你腦海中看見那充滿容光煥發，
神采奕奕的自己。

你的生活充滿沈重的責任嗎？

你願意為自己的每一個起心動念負責嗎？
什麼樣的事物讓你感到沈重無法放鬆自然呼吸？
拾起彩筆，畫出讓你感到壓抑沈重的心情，
抒發解放備感壓抑的沈重感吧！

負責

人之初，性本善。

親愛的，你覺得呢？善良對你而言是什麼？
童子軍的日行一善，是否我們皆能奉行？

善良是來自本心的自然，「生命的本質，就是圓」。
我們給出什麼能量，回到自身的就是什麼能量。
讓我們一起爲這世界創造善的循環，
從本心回歸自性之初的善良開始。

不動如山。

親愛的，你常常行動如風般無所不在的充滿變化嗎？
你是否經常浮燥不定，很難安靜下來呢？

讓我們學習像山嶽一樣的沈穩，發揮你的創造力，
拾起彩筆彩繪出你心中的山脈，
向大自然的山嶽學習「沈穩」吧！

「乾爲天」。

易經乾爲天的卦象，是比喻日月星辰三光下照，
剛健自強不息。學習「乾爲天」的生命態度，
勤奮耕耘，創造生命自然豐盛的色彩。

親愛的，是什麼印象讓你感受到勤奮？
在大自然之中，什麼景象讓您感受到「勤勞」？
讓我們拾起彩筆，用彩繪的方式，創造豐盛的生命色彩。

赤子之心

親愛的，你善解人意嗎？
你喜歡被傾聽，被接納嗎？
你希望別人怎麼對待自己呢？

讓我們拾起彩筆，運用你的想像力，
彩繪出我們希望如何被保護照顧的模樣，
開發我們的同理心，學習善解人意的「體貼」。

找回自己

親愛的，你喜歡自己嗎？
你喜歡和自己在一起嗎？
還是你很害怕接觸人群？
將世界推開，只活在自己的小宇宙裡？

讓我們拾起彩筆，運用彩繪的方式，
創造內在空間，與自己對話，找到自信，
活出真實的自己吧！

你的勇敢

親愛的，你常常被挫折感打敗嗎？
想想曾有什麼挫折讓你失去了動力與勇氣？

讓我們拾起彩筆，彩繪釋放讓我們深感挫折的情境，
照見困擾我們的暗影是什麼？重新拾回原動力，
找回遺失的「原動力」吧！

智慧是經驗的累積。

親愛的，你希望成為有智慧的人嗎？
想擁有智慧，那麼就必須穿越恐懼、擔憂、
與生命歷程的種種困難挑戰，有勇氣
去經驗生命中所有一切的發生，
信任生命一切的發生都是存在最好的安排。
那麼所有走過的一切經驗，都將成為你獨一無二的智慧。

讓我們拾起彩筆，不害怕恐懼，
將未來你想成為什麼樣的人，
發揮您的創造力與想像力，
彩繪創造出在你心目中的「智慧」之智者模樣吧！

生命是一種選擇。

親愛的，你常常容易優柔寡斷嗎？
經常陷入矛盾會內耗我們的能量，
使能量振動頻率下滑，帶來混亂迷惑。

生命是一種選擇，活在當下，
勇敢做出當下的選擇，積極面對所選擇的方向，
能量才能落實聚焦顯化。

讓我們拾起彩筆，用彩繪的方式，
將內在感覺到迷惑與混亂的狀態畫出來，
看看是什麼阻撓了我們清晰的覺察，
協助我們聚焦意識，做出清晰的判斷，
勇敢面對選擇，為自己的選擇承擔。

大地之子

易經坤卦有云，君子以厚德載物。
學習猶如大地之母的德行與寬厚美德，
始能長養萬物，尊重萬物皆為「一」的整體，
我們皆是大地之子，我們皆是合一的整體。

讓我們發揮想像力，拾起彩筆，運用彩繪創作的方式，
將大地之母豐盛豐饒的景象，彩繪出你內在的豐饒景象吧！。

達觀喜樂

親愛的，意念創造生命的實相。

你知道我們的心靈能量能吸引與我們內在
相同能量的人事物來顯化給我們看見我們內在真實的能量嗎？

培養正面積極樂觀的正能量，保持一顆真誠赤子之心，
將熱情活力散發在人間，創造正能量，貢獻靈魂的光彩，
創造心想事成的願景。

讓我們拾起彩筆，發揮你的創造力，用彩繪的方式，
創作正能量，積極樂觀的「願景圖」吧！

理智的心

心智頭腦，總是帶著邏輯與規則來幫助我們完成與做出有效率的規劃與執行目標。

親愛的，請試著只用圓規和直尺，線條與圓形，三角形方形為創作規則，彩繪出你格式化的曼陀羅創作圖。體驗一下「理智」的頭腦所創造的曼陀羅圖的過程吧！

理智

慢慢來，一切都來的及

親愛的，慢下來，允許時間做工，
蓄積能量，保持耐心，慢工才能出細活兒。

慢活的藝術長養出細膩精緻的品質。

讓我們用彩繪的方式，表達呈現細緻的創造力，
培養耐心，歸於中心地繪出精雕細啄的佳作吧！

來冒險吧！

親愛的，你是否感到生命變得一成不變，
僵化固化，缺乏生命活力與樂趣呢？

請拾起你的彩筆，將畫布當成你即將要去冒險的原始森林，
發揮你的想像力，看看當你不顧一切地進入森林裡，
將會遇見什麼令人驚訝冒險的遭遇呢？

讓我們一起運用彩繪的方式，畫出你專屬的綠野仙蹤故事吧！

你的未來是？

親愛的，你想過你想成為什麼樣的人嗎？
當下的你喜歡現在的自己嗎？
還有什麼是你想完成卻尚未完成的夢想？

讓我們拾起彩筆，畫下來未來你所想要成為的「願景圖」。
讓彩繪顯化出具體的目標，幫助你更聚焦意識，
集中能量，讓心想願成的心靈能量，
顯化在人世間，完成心想事成的願景藍圖吧！

寫完之後，請挑選您所喜歡的兩張圖拍照後，並依以下的步驟操作：

1. 粉絲專頁按讚。(輸入網址 http://ppt.cc/DDQYx 或 掃描下方的 QR 碼)
2. 分享新書資訊到您的 FB 動態時報。
3. 到粉絲專頁用悄悄話上傳您想給老師解圖的照片。

我們將有專業的老師與您聯絡，為您作一個小時的線上解圖。

P.S. 粉絲專頁上會有詳細的圖文教學！

QR 碼：

note

note

國家圖書館出版品預行編目(CIP)資料

心靈彩繪：直覺式創意曼陀羅，探索自我與靜心舒
　壓 / 蔡愛玲，珈瑪著. -- 初版. -- 新北市：大
　喜文化，2015.07
　　面；　公分. --（藝術創作；2）
　ISBN 978-986-91987-2-1(平裝)

1.藝術治療 2.宗教療法

418.986　　　　　　　　　　　　　　　104010974

藝術創作 02

心靈彩繪 ： 直覺式創意曼陀羅，探索自我與靜心舒壓

作　　者	蔡愛玲、珈瑪
繪　　者	珈瑪（第一篇 彩繪曼陀羅 繪者）
發 行 人	梁崇明
編　　輯	蔡昇峰
出　　版	大喜文化有限公司
P.O.BOX	中和市郵政第 2-193 號信箱
發 行 處	23556 新北市中和區板南路 498 號 7 樓之 2
電　　話	(02) 2223-1391
傳　　真	(02) 2223-1077
E - m a i l	joy131499@gmail.com
銀行匯款	銀行代號：050，帳號：002-120-348-27
	臺灣企銀，帳戶：大喜文化有限公司
劃撥帳號	5023-2915，帳戶：大喜文化有限公司
總經銷商	聯合發行股份有限公司
地　　址	231 新北市新店區寶橋路 235 巷 6 弄 6 號 2 樓
電　　話	(02) 2917-8022
傳　　真	(02) 2915-6275
初　　版	2015 年 07 月
流 通 費	新台幣 320 元
I S B N	978-986-91987-2-1
網　　址	www.facebook.com/joy131499